《黄帝内经》
书名与成书年代考证

周海平　申洪砚　编著

中医古籍出版社

图书在版编目（CIP）数据

《黄帝内经》书名与成书年代考证/周海平，申洪砚编著．
-北京：中医古籍出版社，2009.2
（《黄帝内经》考证与研究丛书）
ISBN 978-7-80174-666-5

Ⅰ．黄… Ⅱ．①周…②申… Ⅲ．内经-研究 Ⅳ．R221

中国版本图书馆CIP数据核字（2008）第174306号

《黄帝内经》书名与成书年代考证

编　　著　周海平　申洪砚

责任编辑　郝恩恩
装帧设计　韩博玥
出版发行　中医古籍出版社
社　　址　北京东直门内南小街16号（100700）
印　　刷　北京金信诺印刷有限公司
开　　本　850mm×1168mm　1/32
印　　张　8
字　　数　200千字
印　　数　0001~2000册
版　　次　2009年2月第1版　2009年2月第1次印刷
标准书号　ISBN　978-7-80174-666-5
定　　价　15.00元

前　言

自《汉书·艺文志》载“《黄帝内经》十八卷”以来，后人一直宗之为医经之祖。惜《汉书》后，并未见其书传世。于是，《甲乙经·序》指认《针经》《素问》为《内经》。至唐代王冰，则认为《素问》《灵枢》为《内经》。王冰之说一直沿续至今。其实，《内经》在《素问》问世之前，并未亡佚，只不过是离析分散于其他医书之中罢了。今天所见到的《难经》和《素问》，就有一些《内经》散在的文句，留下了《内经》存在的痕迹。

《内经》《素问》《灵枢》，本不是一书，而且其成书年代也各不相同。但是王冰之说，一千多年来已被医界所公认，所以现在学习和研究《内经》，均以《素问》和《灵枢》为据。从另一个角度来说，《内经》之原书，早已亡佚。现在的《素问》与《灵枢》，又同属较早的医理类的“经书”之例，将其归属为《内经》，也在情理之中。本书探讨《内经》《难经》《甲乙经》《素问》《灵枢》的源流、成书年代、版本衍化、书名含义等问题，是从史学的角度，去探求其原貌或根源，以期对学习、研究《内经》有所裨益。

《内经》原名并不叫《内经》，所以用“内科、外科”之“内”，或是用“内篇、外篇”之“内”，均解不通其书名含义。《灵枢》追溯其源，却和《甲乙经》有着密切的联系。《灵枢》的前身是《九卷》，而《九卷》是《甲乙经》的变异本。由此，

《灵枢》同样也可视为《甲乙经》的变异本。

与《灵枢》和《甲乙经》的关系不同，《素问》和《内经》，并无本质上的必然联系。《素问》既不是《内经》的别本，又不是《内经》的解释、发挥篇。《素问》和《内经》是两本各自独立的书。《内经》是一部诊断学专书，而《素问》则是一部综合性的医学基础理论问答之书。《素问》以问答体例成书，在这一点上它是受《难经》之影响的，并不是受《内经》之影响的。况且《内经》原书，并不一定是问答体例的书，至少现在没有这方面的证据。

“黄帝”是古代传说中的神名。古人为了增加某些书的可信度及威望，常将书名冠以“黄帝”之称，尤以医书为最。医书由冠名黄帝，一直发展到了视“黄帝”为“医学”的代名词。这种情况，从汉代一直到隋唐，久行不衰。如将医学称为“黄帝医经”、“黄帝术”等即是。犹如今天常说的“岐黄之学”一样，均为医学之代名词。

辨识了“黄帝”既可指书名，又可代称医学这一点后，《黄帝内经》和《黄帝素问》书名的含义，就昭然清楚了。前者为一书名，后者“黄帝素（术）”，代称医学，并非指“《内经》”之书名。《素问》之初，并未加“内经”二字，只云“《素问》”或“《黄帝素问》”。宋以后，多有将此二者概念混淆者。于是，凡录《素问》之名，多在其前加以“内经”二字。致使《素问》和《内经》的关系，混浊不清，易使人产生误解。

由于史书对于《内经》《素问》《灵枢》等书的载录，沿袭旧说的多，详加考证者少，且不乏传闻不实之说。重复、讹误之处不在少例。医籍中《内经》等书年代之说，也多臆断推测，人云我云，未有定论。详实明晰的医史之书，显然贫乏，这对于考证《内经》诸书的成书年代，无疑是难度大增。

我们的考证手段，立足于从现存的《难经》《甲乙经》《素问》《太素》《灵枢》等诸书原文中，进行比较分析，从中发现问题，证实问题，再参合史书医籍诸说，最后得出结论。历经二十多年的资料积累，执笔数载，总算小有结果，也算是一斑之见吧。

由于笔者水平所限，书中错、失之处，必然存在，诚盼同道及读者指正。

申洪砚

2008年10月

目　录

第一章　《内经》原名《诊经》 …………………………（1）
第一节　《诊经》出现的年代 …………………………（1）
第二节　《诊经》音转为《内经》 ……………………（5）
第三节　《诊经》的现存痕迹 …………………………（10）
一、《诊经》书名的现存痕迹 ………………………（10）
二、《史记》中《诊经》的痕迹 ……………………（11）
三、《素问》中《诊经》篇名的痕迹 ………………（14）
四、《难经》中《诊经》内容的痕迹 ………………（16）
五、《素问》中《诊经》内容的痕迹 ………………（23）
第四节　《内经》（《诊经》）的传本 ………………（37）
第二章　《难经》成书于《内经》之后《素问》之前 …（42）
第一节　《难经》成书于东汉 …………………………（42）
东汉时的医学词汇 …………………………………（42）
第二节　《难经》早于《素问》 ………………………（61）
第三节　《难经》的作者不是秦越人 …………………（75）
第三章　《甲乙经》早于《素问》 …………………………（81）
第一节　《甲乙经》原貌初探 …………………………（81）
一、《甲乙经》初本的卷数 …………………………（81）
二、《甲乙经》初本的篇章内容 ……………………（85）
三、俞穴部分 ……………………………………………（94）

第二节　《甲乙经》早于《素问》 ……………………（98）
一、《甲乙经》受《难经》体例的影响 ……………（98）
二、《素问》与《甲乙经》相关内容的比较 ………（104）
第三节　《甲乙经》的成书年代 ……………………（115）
第四节　《甲乙经》的作者不是皇甫谧 ……………（120）
一、皇甫谧的生卒年代，与《甲乙经》的成书年代不合 …………………………………………………（121）
二、《晋书·皇甫谧传》中并未说皇甫谧著有《甲乙经》之书 ……………………………………………（121）
三、皇甫谧是文史学家而不是医学家 ……………（122）
第四章　《素问》成书于490年左右 ………………（124）
第一节　《素问》的成书年代 ………………………（124）
一、从语法关系看《素问》的成书年代 …………（124）
二、从词汇看《素问》的成书年代 ………………（129）
三、二序之说不可靠 ………………………………（139）
四、《素问》成书于490年左右 ……………………（147）
五、《素问》的增补完善 ……………………………（152）
六、《素问》的传本 …………………………………（164）
第二节　全元起是《素问》的作者 …………………（171）
一、从《太素》看全元起是《素问》的作者 ………（171）
二、从王冰注本看全元起是《素问》的作者 ………（175）
三、从《新校正》看全元起是《素问》的作者 ……（179）
四、从史料记载看全元起是《素问》的作者 ………（186）
五、从方言看全元起是《素问》的作者 …………（192）
第三节　《素问》的名义 ……………………………（198）

一、《素问》与《内经》并不是一本书 ……………（198）
二、全元起之书原名《黄帝素问》 ……………（200）
三、《素问》的名义 ……………………………（201）
第五章 《灵枢》的成书年代 ……………………（205）
第一节 《灵枢》是《甲乙经》的变异本 …………（205）
第二节 《九卷》在《素问》之后《太素》之前 ……（219）
第三节 《针经》在《太素》之后王冰之前 ………（224）
第四节 《灵枢》的成书年代及其早期版本 ………（228）
第五节 《灵枢》的名义 …………………………（238）

第一章 《内经》原名《诊经》

第一节 《诊经》出现的年代

陈邦贤等著《中国医学人名志》："程高，后汉。性好经方。闻涪翁善医术，有《诊经诊脉法》，录求积年，翁乃授之，高亦隐迹不仕。"《诊经》与《诊脉法》，互文同义。我们不能把它看成是两本书。若作为一个偏义词来看，则侧重于《诊经》。因为《诊经》的含义更宽，它可以包括《诊脉法》在内。

西汉时，脉诊已较普遍。在此之前，古人诊病，比较重视望诊。扁鹊望齐桓公之容色，即指出"君有疾在腠理，不治将深"。《伤寒论·序》："余每览越人入虢之诊，望齐侯之色，未尝不慨然叹其才秀也!"《难经·六十一难》："经言望而知之，谓之神"，"望而知之病，望见其五色，以知其病"。是古人崇尚望诊之例。

从《史记·扁鹊仓公列传》中所载的仓公（淳于意）《诊籍》中我们知道，西汉时不仅脉诊普遍使用，而且诊脉部位以寸口为主。也就是说寸口诊脉的起源，有文字可证者，就是西汉时仓公之《诊籍》。《史记·扁鹊仓公列传》所载仓公25例《诊籍》中，有多处提到寸口脉诊。而且仓公每一医案，其始必先"诊其脉"。可见当时寸口诊脉之盛行。

在仓公的《诊籍》（医案）中，齐郎中令循病一案中，有"切其脉时，右口气急，脉无五藏气，右口脉大而数，数者中下热而涌"；齐王太后病一案中，有"臣意诊其脉，切其太阴之口"；齐中尉潘满如一案中有"右脉口气至紧小"；济北王侍者韩女病一案中有“肝脉弦，出左口”。“右口”、“太阴之口”、“脉口”等，均指同一诊脉部位，即今天之“寸口”诊脉部位。可见仓公之时，也就是西汉之时，寸口诊脉法已较普及。

由于寸口脉诊脉法较其他的诊脉法，如上下（人迎、趺阳）诊脉法等方便而实用，所以这种诊脉法容易推广普及。也正是有了这种方便实用的诊脉法，古人对于脉学的研究（整理、归类、创新等）才有了量和质的发展。在仓公的《诊籍》中，已经出现了多种脉象，如：长而弦、代、数、盛、急、少、衰、阴、沉而坚大、浮而大紧、大而躁、乍躁乍代、深小弱、三阴俱搏、紧小、大而实、啬而不属（注）、肝脉弦等。

汉时的《诊经》，虽然早已亡佚，但是我们从它现存于同类书的痕迹中可以推知，《诊经》的主要内容，以望诊、脉诊为主，同时也有辨病的内容。《素问·移精变气论》：“色脉者，上帝之所贵也，先师之所传也，上古使僦贷季，理色脉而通神明。”由于《诊经》中“脉诊”的内容较多，所以古人连称作“诊经诊脉法”。

战国前的古书，常有一书多名的情况，也多有篇无名的情况。也就是说书名的称谓较随便。如《战国策》或叫《国事》，或叫《短长》，或叫《事语》，或叫《长书》《修书》等（余嘉锡《四库提要辨证》）。《诗经》原无书名，经孔子整理后定名。《尔雅》本为周秦旧文辑录，至西汉末始定书名。这种情况，战国后也有延续，尤其是医书，无书名、一书多名的情况时有发生。如汉墓出土（公元前168年）之古帛书《老子》《战国策》《医经》等均无书名。《难经》，《隋书·经籍志》初载时并无作者，至《旧唐书·经籍志》却说它为“秦越人撰”。《针灸甲乙经》又名《黄帝三部针经》《黄帝三部针灸经》《黄帝甲乙经》《甲乙经》等。这就可以理解《诊经诊脉法》就是《诊经》一书而不是两书的书名了。

《后汉书·方术列传》:“郭玉者，广汉雒人也。初，有老父不知何出，常渔钓于涪水，因号涪翁。乞食人间，见有疾者，时下针石，辄应时而效。乃著《针经诊脉法》传于世。弟子程高寻求积年，翁乃授之。高亦隐跡不仕。玉少师事高，学方诊六微之技，阴阳隐侧之术。和帝时，为太医丞，多有效应。”

这里“针经”之“针”字，当为“诊”之音转。《针经》即《诊经》。为什么？其一，汉以前医经、医方、本草、脉书、针灸之书等，是分别立著的，并不杂合在一起综合为说。这可以从《汉书·艺文志·方技略》中得到佐证。《方技略》中说：“医经者，原人血脉、经络、骨髓、阴阳、表里，以起百病之本，死生之分，而用度针石汤火所施，调百药剂和之所宜，至齐之得，犹慈石取铁，以物相使。拙者失理，以瘉为剧，以生为死。”“经方者，本草石之寒温，量疾病之浅深，假药味之滋，因气感之宜，辨五苦六辛，致水火之齐，以通闭解结，反之于平。”经方与医经，泾渭分明。汉前针灸之书与诊病之书，是分别而论，并不参杂的。所以《针经》与《诊脉法》合并在一起是违逆当时体例的。而《诊经》《诊脉法》则是义例相合。

其二，西汉以前以灸法为主。因为当时冶铁技术尚不发达，制造不出较精致的金属针具，所以限制了针刺技术的应用与发展。西汉前的针刺，多用砭石，即石针。据《史记·扁鹊仓公列传》记载，扁鹊救治虢太子一案，以药熨法急救为主：“乃使子豹为五分之熨，以八减之齐和煮之，以更熨两胁下，太子起坐”。至西汉之仓公（淳于意）仍多用灸法。如仓公治龋齿“灸其左大阳明脉”，治气疝“灸其足厥阴之脉”（见《史记·扁鹊仓公列传》)。马王堆汉墓（前168年）出土之《足臂十一脉灸经》《阴阳十一脉灸经》，只用灸法。《左传》载秦医缓治晋景公之病时说：“攻之不可，达之不及。”“攻”即灸法。至汉《伤寒论》时仍有“可火”、“火攻”等灸法应用。

西汉中晚期，熟铁冶制技术及炒钢新技术才出现（见《中国科学技术史稿》），此时才有可能出现精制金属针具。在西汉末至东汉初这样短的时间内，针刺技术的积累和发展，不可能产生《针经》这样的专业针刺书籍。况且《后汉书·方术列传》说涪翁用的是“针石”，也就是说仍沿用砭石来刺病。《汉书·艺文志》“针石汤火所施”注：“针，所以刺病也；石谓砭石，即石针也。”《山海经·东山经》“其下多针石”，郭璞注：“针石，可以为砥（砭）针治痈肿者。”《素问·宝命全形论》王冰注：“古者以砭石为针”。又《素问·血气形志篇》注：“石，谓石针，则砭石也。”《战国策·秦策》吴师道注：“石针曰砭，所以刺病。”由此可知，“针”、“石”互文同义，均指砭石。石针比较粗糙，不如金属针具那样能够准确地针刺穴位。所以“针石”时代，不具备产生以刺疗穴位为主的《针经》。

《后汉书·方术列传》说《诊经》（《针经》）的作者是涪翁。这一观点笔者不能认同。涪翁的年代约为公元 20～80 年。而早此之前的公元前 180 年（汉高后八年），淳于意就从他的老师公乘阳庆那里获得了诊书——《五色诊病》。公乘阳庆为公元前 250～176 年（《中国医史年表》）。那时已有专业诊书出现。《史记·扁鹊仓公列传》：“太仓公者，齐太仓长，临菑人也。姓淳于氏，名意。少而喜医方术。高后八年，更受师同郡元里公乘阳庆。庆年七十余，无子。使意尽去其故方，更悉以禁方予之。传黄帝、扁鹊之《脉书》《五色诊病》，知人死生，决嫌疑，定可治，及药论，甚精。受之三年，为人治病，决死生多验。”又据《史记·扁鹊仓公列传》《古今医统》《太平御览》等载，淳于意从公乘阳庆那里获得《五色诊病》后，又传授给多人，如汉人宋邑从淳于意学“《五诊》《脉论》之术”，为当世良医；汉人杜信从淳于意学“《上下经脉》《五诊》之法”。另外还有唐安、高期、冯信等人。公乘阳庆不但授医术于淳于意，还传授给了杨中清。这说明诊病之书，即《诊书》，已在公乘阳庆、仓公学派中广为流传。

前面说过，战国时及西汉初，古人对书名的称谓多较随便，一书往往多称。仅此《史记·扁鹊仓公列传》一篇，便出现了《五色诊病》《五诊》二名。诊病之书笼统称为《诊书》，自在情理之中。而《诊经》之“经”字，在当时只不过是“书”之含义。《诊经》即《诊书》，《诊书》古人就叫做《诊经》。《淮南子·本经》高诱注：“经，书也”，《国语·吴语》韦昭注：“经，兵书也”，《礼记·王制》注：“书者，言事之经”。此“书”、“经”互文同义，古人称书为“经”。《论衡·正说》：“五经总名为书，”《史记·礼书》索隐：“书者，五经六籍总名也，”《史记·正义》：“五经六籍咸谓之书。”

西汉时仓公（淳于意）学派的《五色诊病》或《五诊》，就是当时的《诊书》，也就是《诊经》，其产生流传的时间在西汉中期至东汉初。

我们之所以不认为东汉初之涪翁是《诊经》的作者，还有另一个参考因素。据《后汉书·方术列传》载，涪翁乞食人间，无固定住处，是否识字尚不可知。另外涪翁性喜清静，以道家之无为为旨，常垂钓于涪河，连名字都不向世人透露，更不会著书立说彰显其名其术。程高寻求多年，涪翁才传授给他，是其术并不轻易传人，自然不去著书泄露其术。所以我们分析涪翁上受师传，口述传给程高的可能性较大，即涪翁曾得到先师《诊经》的口授，他又口述传授给了程高。

第二节　《诊经》音转为《内经》

《汉书·艺文志》：“《黄帝内经》十八卷，《外经》三十七卷。”关于为什么叫《内经》和《外经》，日·丹波元胤在《医籍考》中说："内外，犹《易》内外卦及《春秋》内外传、《庄子》内外篇、《韩非》内外诸说，以次第名焉者，不必有深意。'内'字，诸家有说，不可从也。"丹波元胤氏所说的《易经》内外卦，不过是上下篇一类的含义。《左传·僖公十五年》杜预注："筮卦之画从下而始，故以下为内，上为外"，朱骏声《说文通训定声》："筮卦以下始，故近为内卦，远为外卦。"把《内经》和《外经》，解成黄帝医书之上篇和下篇，这显然不妥。因为自《汉书》载录"《黄帝外经》"以来，从来也没有人见到过《黄帝外经》，也就是说，只见《内经》，不见《外经》。如果一本书只有上篇，而下篇始终不存在，是难以说通的。

丹波元胤氏说"以次第名焉者，不必有深意"。这就是说，《黄帝内经》和《黄帝外经》，可以看作是黄帝医书的第一种、第二种之义，没有什么过深的含义。《韩非子·内篇》陆德明释文："内者，对外立名。"内篇与外篇，相互对举而言，无非也是上、下篇之义。《易·系辞》李鼎祚集解："内，初。"《战国策·韩策》鲍彪注："外，犹后也。"这里的"内"、"外"，有先、后之义，亦即一、二之义。但是这种先后、一二次序之说，也难以解释《内经》《外经》的确切含义。因为两书没有对比，所以谈不上先后、一二。

余嘉锡在《四库提要辨证》中说："刘向于《素问》之外，复得黄帝医经若干篇，于是别其纯驳，以其纯者合《素问》，编之为《内经》十八卷，其余则为《外经》三十七卷，以存一家之言。"又"刘、班于一人所著，同为一家之学者，则为之定著同一之书名，如《淮南内、外》是也。"照余氏的说法，《黄帝外经》是《黄帝内经》的补充篇。如此则"内"有"原书"之义，"外"有"增补"之义。余氏的后一种说法，与丹波元胤氏犹"《春秋》内外传"一例说法相同。关于《春秋》之"传"，我们现在只知道现存的三传：《左传》《公羊传》《谷梁传》。至于这三传怎么成了“内外传”，我们则不得而知了。但按其所举例义，是让我们理解成《黄帝内外经》，虽然作者不同，但同为黄帝医书之类，所以用“内”、“外”来命名其书，以示经同，立说却有异。

我们同样要否定这一观点。西汉前的古医书，类别分明，不综合论述。如医经、医方、本草、经脉之书，都是独立为著。如果简单地用内、外二字来概括分别，失其古例。如同为医理之说，外内主次另立书之说拟无必要。

《汉书·艺文志》图书目录之蓝本，为西汉末期刘向、刘歆父子所著的目录学书《七略》。余嘉锡、龙伯坚、高文铸等均认为《黄帝内经》之书名为刘向、刘歆父子编撰《七略》时所定。余嘉锡《四库提要辨证》：“刘向于《素问》之外，复得黄帝医经若干篇，于是别其纯驳，以其纯者合《素问》编之为《内经》十八卷”；龙伯坚《黄帝内经概说》：“这表明在刘歆时代，即公元前一世纪的末年，已有《黄帝内经》这一名称。在刘歆以前有没有《黄帝内经》这一名称呢?《史记·扁鹊传》说：‘长桑君……乃悉取其禁方书与扁鹊’。可见公元前五世纪上半期扁鹊时代，只有禁方书的笼统名称，不仅没有《内经》这一名称，并且医书和黄帝也还没有发生关系”；高文铸《黄帝内经书目汇考》：“刘向整理国家图书之前，或许没有《内经》之名，其内容均以单篇形式流传。逮刘向等编目时，把有关黄帝、岐伯论医的内容合为二佚，一曰《黄帝内经》，一曰《黄帝外经》。”

《黄帝内经》书名出于刘向、刘歆之时，这一观点我们基本上赞同。但是我们要提出三种新观点：①《黄帝内经》之“内”字，为“诊”字之音转。《黄帝内经》，即《黄帝诊经》。②《黄帝外经》之“外”字，为“脉”字之音转。《黄帝外经》即《黄帝脉经》。③《内经》（即《诊经》）之内容，原本并无黄帝、岐伯问答之体例。其问答体例，为其后之书《素问》之编撰体例。下面分别论述。

刘向、刘歆生活的年代，为公元前77年至公元23年。他们在编撰图书目录、辑录医书时，必然选择在当时较为普及、流行的医学著作，而且确有其书，方才著录。所以我们说《黄帝内经》《黄帝外经》，在刘向、刘歆时确有其书，只不过是书名不同罢了。关于这一点，余嘉锡在《四库提要辨证》中说："不知向、歆校书，合中外之本以相补，除重复定著为若干篇（其事无异为古人编次丛书全集），著之《七略》《别录》，其篇卷之多寡，次序之先后，皆出重定，已与通行之本不同，故不可以原书之名名之。"这就是说，刘向、刘歆搜录书籍所定之书名，多与原书不同。

从西汉初年公乘阳庆之时起，至其徒弟淳于意及其门生宋邑、杜信、唐安、高期、冯信等人时，《诊书》《脉书》就已经开始传播普及（见《史记·扁鹊仓公列传》）。至刘向、刘歆时，淳于意（仓公）学派的《诊书》《脉书》等，已经流传了一百多年，在当时的社会及医界中，已算是名著了，所以才会被刘向、刘歆采录。

"诊"与"内"，"脉"与"外"，均音近易转。刘向前没有《黄帝内经》《黄帝外经》之书名，只有《诊书》《脉书》之医书。不管是在流传过程中发生的音转，还是刘向、刘歆整理医书时导致的音转，我们见到的《黄帝内经》《黄帝外经》的文字记载，只能追溯到刘向、刘歆的《七略》了。

西汉时代，又是一个崇尚黄帝的时代，医书冠以"黄帝"之名，更是普遍现象。《淮南子·修务训》："世俗人多尊古而贱今，故为道者必托之于神农、黄帝，而后能入说。"刘向《列子新书目》说："孝景黄帝，时贵黄老术，此书颇行于世。"《淮南子》为公元前122年之书，汉景帝公元前156~140年执政。此时正是仓公学派推行传播《诊书》《脉书》之时代，将其书冠以

"黄帝"二字，也是随世合俗。所以我们认为，将《内经》冠名"黄帝"二字，不是刘向、刘歆所为。《史记·扁鹊仓公列传》："太仓公者……传黄帝、扁鹊之《脉书》《五色诊病》。"是仓公（淳于意）之时，至少至太史公司马迁之时（公元前 145～90 年），已将"黄帝"和医书联系起来。

关于"诊"音转为"内"，"脉"音转为"外"，我们可以从文字语音学角度找出一些佐证。《文选·咏史诗八首》旧校："内，善作'中'"，柳宗元《送诗人廖有方序》蒋之翘注："中，一作'内'"。是"内"、"中"古通用；《经义述闻》："中、得声相近，故二字可通用"，《文选·与山巨源绝交书》"得志"，旧校："五臣本'得'作'其'字"，《群经平议·孟子》俞樾按："'之'，与'其'同"。是"中"通"之"；《史记·龟策列传》"而骨直空枯"，张守节正义："直，语发声也，今河东亦然。"是"直"、"之"古通。《庄子·山木》释文："'真'，司马本作'直'。"是"之"、"真"古通。《素问·三部九候论》："必指而导之，乃以为真。"此"真"，正为"诊"之假借字。此"诊"音转为"内"之佐证。

《素问·大奇论》："胃脉沉鼓濇，胃外鼓大，心脉小坚急，皆鬲偏枯。"由前后文字之例可知，"胃外"，即"胃脉"。"外"为"脉"之音转。《素问·调经论》："阳注于阴，阴满之外"，《素问·示从容论》："胃外归阳明也"，《素问·阴阳类论》："其气归膀胱，外连脾胃"。诸"外"，均"脉"之音转。《国语·周语》韦昭注："脉，理也"，《礼记·大学》孔颖达疏："外，疏也"，《文选·江赋》李善注："疏，理也"。是"脉"、"外"义同可假借。《史记·扁鹊仓公列传》"阴阳外变"，"外变"，《素问·玉版论要》作"脉变"。是"外"、"脉"古通之证。

我们认为，《汉书·艺文志》所载的《黄帝内经》，原名

《诊经》或《黄帝诊经》。由于音转，致成《黄帝内经》。并且，《汉书·艺文志》所指的《黄帝内经》一书，原本书中并无黄帝与岐伯问答之体例。黄帝、岐伯问答之体例，出现在《难经》之后的《素问》一书中。

第三节 《诊经》的现存痕迹

《诊经》传播于西汉中、晚期，至刘向、刘歆易名为《内经》，收录于《七略》，又被《汉书·艺文志》收载后，则《内经》之名显而《诊经》之名晦。但是，《汉书·艺文志》收载《黄帝内经》之后，《诊经》之书仍有流传。例如《后汉书·方术列传》载涪翁（约公元20~80年时人）著《诊经诊脉法》。《汉书》成书于公元82年。涪翁将《诊经》传授给程高，程高再传郭玉。郭玉和帝时（公元89~104年）为太医丞。是《诊经》虽音转为《内经》被《汉书·艺文志》收录，但其后仍有流传之证。

一、《诊经》书名的现存痕迹

1.《素问》中《上经》、《下经》之含义及所指有两种，一指古《脉经》上下篇，如《素问·示从容论》所指。另一种，其“上”、“下”当为“诊”字之脱误。“诊”脱为“彡”或“彡”，则易误为“上”和“下”。则上下经在《素问》中，有《诊经》者，如《素问·逆调论》《素问·痿论》所指之《下经》。

2.《素问·示从容论》：“明引《比类》《从容》，是以名曰《诊轻》，是谓至道也。”林亿新校正：“按《太素》‘轻’作‘经’。”这是《素问》中记载《诊经》书名的证据。《诊经》音转易名为《内经》，被正统的史书《汉书》收载后，医家就开始推崇《黄帝内经》了。但是，《诊经》毕竟是《内经》的前身，它的痕迹不可能消失的一干二净，它的书名，在民间口授相传，或者偶有记载，致使它出现在《素问》和《太素》之中。

二、《史记》中《诊经》的痕迹

《史记·扁鹊仓公列传》中说："庆（指公乘阳庆）有古先道遗传黄帝、扁鹊之脉书，五色诊病，知人死生，决嫌疑，定可治"，又说："受其《脉书》《上下经》《五色诊》《奇咳术》《揆度》《阴阳外变》《药论》《石神》《接阴阳禁书》。"其中，《五色诊病》《诊法》，就是后来所说的《诊书》，也就是《诊经》。前面说过，古人对书名之称谓往往较随便。《五色诊病》也好，《五色诊》也好，《素问·玉版论要》又称它为《五色》。它们都是《诊经》的别名，笼统说都可以称作《诊书》。因古人"经"与"书"同义。

我们认为，《史记·扁鹊仓公列传》中记载公乘阳庆的医书主要有两种，即《脉书》和《诊书》，所以在篇中先以论述。下面记载的《奇咳术》《揆度》《阴阳外变》等，我们认为是篇名，而不是书名。这里是书名、篇名同论之例。余嘉锡《四库提要辨证》："古人著书，多单篇别行，及其编次成书，类出于门弟子或后学之手。"

从《奇咳术》《揆度》《阴阳外变》之字义上去分析，应该是《诊经》之篇名。太史公收载公乘阳庆主要医书《五色诊病》（即《诊经》）之时，又具体例举了篇名。

《奇咳术》之"奇咳"，就是疾病的意思。"奇"为"疾"之音转。《集韵·支韵》："'奇'，或作'倚'"，《楚辞·大招》王逸注："倚，辟也"，《左传·宣公九年》杜预注："辟，邪也"，《汉书·贾谊传》颜师古注："辟，足病"，《战国策·宋卫策》鲍彪注："疾，犹癖"，《广韵》："癖，腹病"，《集韵》：

“癖，积病”。《礼记·缁衣》郑玄注：“疾，犹非也”，《淮南子·修务训》高诱注：“非常曰奇”。

“咳”与“骇”、“怰”、“痛”、“病”古通。“咳”即“病”。《春秋·隐公二年》“无骇”，《谷梁传》作“无侅”，桂馥《说文义证》：“侅，通作‘咳’”。《汉书·杨雄传》颜师古注：“骇，动也”，《吕氏春秋·审分》高诱注：“恫，动”，《说文通训定声》：“痛，叚借为恫”，《说文》：“恫，痛也”，《玄应音义·卷二十》注：“怰，痛也”，《广雅·释诂》王念孙疏：“骇，与核声近义同。”《文选·苦热行》“痛行”，五臣本作“病行”。此“咳”与“病”通之证。

“术”为“书”之音转。《素问·著至教论》：“诊无上下，以书别。”此“书”，正“术”之假字。《广雅·释言》：“书，著也”，《广韵·术韵》：“述，著述”，《仪礼·士丧礼》郑玄注：“古文‘述’，皆作‘术’。”

综上，《奇咳术》就是《疾病书》，也就是疾病论的意思。现在《素问》中《奇病论》一篇篇题，其名称或许由此而来。由此，我们分析此篇主要是讲病证表现的。这是《诊经》的内容之一。

《揆度》，是察辨区别病证的。《楚辞·离骚》朱熹集注：“揆，一作‘察’”，《诗·文王》陈奂传疏：“度，犹鉴也”，《吕氏春秋·适音》高诱注：“鉴，察也”。是“揆度”，本是察辨的含义。《素问·玉版论要》：“揆度者，度病之浅深也。”

《素问·病能论》中说：“《揆度》者，切度之也”，又说：“所谓揆者，方切求之也，言切求其脉理也。度者，得其病处，以四时度之也”。将《揆度》解成是“切求其脉理”，这是对古人《揆度》含义的误解。《史记·扁鹊仓公列传》中载公乘阳庆的医书中另有脉辨专篇，即《阴阳外变》。

《阴阳外变》是一篇辨脉的专篇。“外”为“脉”之通假，在《诊经音转为内经》一节中已经论述。“变”通“辨”。《易经异文释》：“革：大人虎变。晁氏易云：京作‘辨’”。是“变”、“辨”古通之证。《素问·疏五过论》：“不在藏府，不变躯形”，“变”亦“辨”之假。“外变”即“脉辨”。

《史记·扁鹊仓公列传》载淳于意《诊籍》中有关《诊经》的内容：

“《脉法》曰：脉长而弦，不得代四时者，其病主在于肝，和即经主病也，代则络脉有过。”

“《脉法》曰：脉来数疾，去难而不一者，病主在心。”

“《脉法》曰：热病阴阳交者死。”

“《脉法》曰：沉之而大坚，浮之而大紧者，病主在肾。”

“《脉法》曰：不平不鼓，形毙。”

“师言曰：安谷者过期，不安谷者不及期。”

“《病法》：过入其阳，阳气尽而阴气入。”

“《脉法》曰：病重而脉顺清者曰内关。”

“《诊脉法》曰：病养喜阴处者顺死，喜养阳处者逆死。”

“扁鹊曰：阴石以治阴病，阳石以治阳病”（这可能是《扁鹊内经》的话）。

“论曰：阳病处内，阴形应外者，不加悍药及镵石。”

“《诊法》曰：二阴应外，一阳接内者，不可以刚药。”

“《脉法》《奇咳》言曰：藏气相反者死。”

“《脉法》曰：年二十脉气当趋，年三十当疾步，年四十当安坐，年五十当安卧，年六十以上当大董。”

“《脉法》”“《诊脉法》”当是“《阴阳外（脉）变》”之互文，即古《诊经》之篇名。

“《病法》”为“《奇咳术》”之别称。“《奇咳》”为“《奇咳术》”之简称。

三、《素问》中《诊经》篇名的痕迹

《素问·玉版论要》："黄帝问曰：余闻《揆度》《奇恒》，所指不同，用之奈何？岐伯对曰：'揆度'者，度病之浅深也。'奇恒'者，言奇病也。请言道之至数。《五色》《脉变》《揆度》《奇恒》，道在于一。"这里的《揆度》，与《史记·扁鹊仓公列传》所载的《揆度》篇名相同，都是《诊经》的篇名。其含义解释，也符合《史记》及经传训诂之例。

《奇恒》当是公乘阳庆医书中之《奇咳术》。"咳"古读音如"孩"，与"恒"声同。也就是说"咳"音转成为"恒"。"奇咳"本就是"疾病"之义。《素问·玉版论要》解释为"奇恒者，言奇病也"，义正与此合。《五色》为《五色诊病》之省文。《脉变》为《阴阳外变》之简称。《史记》所载之"外"，即"脉"之音转，前已论述。由此可知，《素问·玉版论要》所载《诊经》之篇名，基本上是沿袭了《史记·扁鹊仓公列传》之说。

《素问·病能论》："《揆度》者，切度之也。《奇恒》者，言奇病也。所谓奇者，使奇病不得以四时死也。恒者，得以四时死也。所谓揆者，方切求之也，言切求其脉理也。度者，得其病处，以四时度之也。""揆度"，本是察辨的含义，《揆度》为察辨病证之篇。这里解释成切脉、以四时度病等是错误的。前面已经论述。

"所谓奇者"等22字，我们怀疑是注文，混入正文。因为《素问·玉版论要》只有"《奇恒》者，言奇病也"，而无其后22字。况且此22字之解释，是曲解古义。《奇恒》与《奇咳》同，都是疾病、病证的含义，而不是什么"得以四时死"、"不得以四时死"之义。

《素问·痿论》："故《本病》曰：大经空虚，发为肌痹

……”《本病》之“本”为“论”之音转。《论病》，当与《奇咳论》同义，即《诊经》的篇名之一，《奇咳论》之别名。

《素问·疏五过论》：“《上经》《下经》《揆度》《阴阳》《奇恒》《五中》，决以明堂，审于终始，可以横行。”这里的《阴阳》，当是《史记·扁鹊仓公传》中《阴阳外变》的简文，是《诊经》中辨脉之篇。《五中》是《五色诊病》之简称。“中”为“诊”之音转。《五中》即《五诊》。《五色诊病》在《史记·扁鹊仓公列传》中就已简称其为《五诊》：“臣意教以《五诊》。”“中”通“诊”之证见《诊经音转为内经》一节中。

《素问·疏五过论》：“善为脉者，必以《比类》《奇恒》《从容》知之，为工而不知道，此诊之不足贵。”《比类》疑是《诊经》中《揆度》篇名之别称。《诊经》西汉时在仓公（淳于意）学派中流传，仓公又授予多人，其传本必然不是一种。由于几代之人传播，其传本不同，书中篇名自然有别。同为一篇相同的内容，其篇名可能不相同。犹如全元起《素问》之《决死生篇》，王冰注本作《三部九候论》；《经合论》作《离合真邪论》等例。

《从容》之“从”，又为“形”之音转。《素问·疏五过论》在同篇中，既有《从容》，又有“《形名》”之说：“《比类》《形名》，虚引其经”。这说明《从容》与《形名》是互文同义，只不过是音转所致罢了。由此看来，《从容》当是论述望诊内容的篇章。

《素问·示从容论》：“不引《比类》，是知不明也……明引《比类》《从容》，是以名曰《诊轻》（《太素》作《诊经》)”。这里说明《比类》（即《揆度》)、《从容》，都是《诊经》的篇名。

引出《从容》篇名者，还有《素问·徵四失论》和《素问·阴阳类论》。《素问·徵四失论》说：“治数（术）之道，

《从容》之葆，坐（卒）持寸口，诊不中五脉，百病所起。”《素问·阴阳类论》中说：“雷公曰：臣悉尽意，受传《经脉》，颂得《从容》之道，以合《从容》。”

综上所述，《史记·扁鹊仓公列传》及《素问》中收录的《诊经》篇名18种，实则为5篇。即：

《奇咳术》（《奇恒》《本病》《奇咳》《病法》）

《揆度》（《比类》）

《阴阳外变》（《脉变》《阴阳》《脉法》《诊脉法》）

《五色诊病》（《五色》《五中》《五诊》）

《从容》（《形名》）

四、《难经》中《诊经》内容的痕迹

1.《难经·七难》曰：“经言少阳之至，乍大乍小，乍短乍长；阳明之至，浮大而短；太阳之至，洪大而长；太阴之至，紧大而长；少阴之至，紧细而微；厥阴之至，沉短而敦。此六者，是平脉邪？将病脉邪？然：皆王脉也。”

这是论述四时正常脉象的一段文字。将四时冠以“少阳”、“太阳”、“少阴”、“太阴”等太、少阴阳之称者，始自西汉。董仲舒（公元前179~104年）《春秋繁露》：“春者，少阳之选也”、“夏者，太阳之选也”、“秋者，少阴之选也”、“冬者，太阴之选也”。《诊经》为西汉时产生流传之书，太、少阴阳之说已被引入经脉学说之中。况且本难又云“经言”。所以我们认为此“经”，指《诊经》。这段文字是《诊经》论述四时脉象的朴实之说，但不一定完全是《诊经》原文。因为它在西汉少阴、少阳、太阴、太阳的基础上，增加了“阳明”和“厥阴”两项，未必是《诊经》之原录，不过其大概我们仍宜视作《诊经》之文。

“少阳之至”、“阳明之至”、“太阳之至”等，“之至”《素问·平人气象论》作“脉至”。《新校正》云：“按《扁鹊阴阳脉法》云：少阳之脉，乍小乍大，乍长乍短。”

还有一点在这里必须纠正，就是关于“少阳之至，乍大乍小，乍短乍长”之“乍”字，注家都解作“忽”义。即解为“忽大忽小，忽短忽长”，这是错误的。春天之脉怎么会一会儿大一会儿小，或忽短忽长呢？这里的“乍”，为“不”之形误。“不大不小，不短不长”，正是介于太阳、阳明中间的脉象。春天阳气初始，不似夏时阳气之盛，所以其脉象大小及长短居中，故云“不大不小，不短不长”。

“敦”，《脉经·卷五·扁鹊阴阳脉法》作“紧”。

2.《难经·十一难》曰：“经言脉不满五十动而一止，一藏无气者。何藏也？然：人吸者随阴入，呼者因阳出。今吸不能至肾，至肝而还，故知一藏无气者，肾气先尽也。”

这段文字，我们认为“脉不满五十动而一止，一藏无气者”，为《诊经》之文。“何藏也”以下诸字，为注解《诊经》此句话之文。

这里的“一”为“其”之音转。“一藏”，即“其藏”。西汉时医家已观察到了病人脉有歇止停跳的情况，并认为是由于脏气虚所致。所以《诊经》说，“脉不满五十动而一止，其藏无气”。这里“一”，并不是一个的意思。《难经》后面的解释是“望文生义”，并发挥出是“肾气先尽”。这是由于误解《诊经》之文而又错误发挥所致。

《助字辨略》：“壹字在此犹云是也”，又云：“其日，犹云是日”。《诗·小宛》李富孙释：“壹、一古今字”。此“一”、“其”古通之证。

3.《难经·十三难》曰：“经言见其色而不得其脉，反得相胜之脉者即死；得相生之脉者，病即自已。色之与脉当参相应，为之奈何？然：五藏有五色，皆见于面，亦当与寸口尺内相应。假令色青，其脉当弦而急；色赤，其脉浮大而散；色黄，其脉中缓而大；色白，其脉浮涩而短；色黑，其脉沉濡而滑。此所谓五色之与脉，当参相应也。”

《史记·扁鹊仓公列传》所载公乘阳庆有《五色诊病》一书，我们认为它是西汉流传的主要诊书，即《诊经》。从书名我们推知《诊经》中必有望色诊病之《五色诊病》篇章。此在“经言”后论述色脉合参，望色诊病，所以我们认为此段文字之大概，为《诊经》的内容。

4.《难经·十五难》曰：“经言春脉弦，夏脉钩，秋脉毛，冬脉石，是王脉耶，将病脉也？然：弦、钩、毛、石者，四时之脉也。春脉弦者，肝，东方木也，万物始生，未有枝叶，故其脉之来，濡弱而长，故曰弦。夏脉钩者，心，南方火也，万物之所茂，垂枝布叶，皆下曲如钩，故其脉之来疾去迟，故曰钩。秋脉毛者，肺，西方金也，万物之所终，草木华叶，皆秋而落，其枝独在，若毫毛也，故其脉之来，轻虚以浮，故曰毛。冬脉石者，肾，北方水也，万物之所藏也，盛冬之时，水凝如石，故其脉之来，沉濡而滑，故曰石。此四时之脉也。”

此段文字之中心内容：春脉弦，夏脉钩，秋脉毛，冬脉石。我们认为是《诊经》的内容。西汉之时，常以轻重来形象地比喻四时，此则以弦、钩、毛、石来比喻四时之常脉。《淮南子·时则训》：“春为规，夏为衡，秋为矩，冬为权。”是其例。

“春脉弦”，指春时之脉象长直。“夏脉钩”，指夏时之脉象洪大圆滑。徐灵胎《内经注释》：“钩即洪”。《尚书符》胡之骥注：“玦，钩类”，《汉书·五行志》颜师古注：“半环曰玦”。是“钩”本有“圆滑”义。“秋脉毛”指浮脉。“冬脉石”指沉脉。这是古人观察四时脉象的朴实记录。

《难经·十五难》又云：“如有变奈何？然：春脉弦，反者为病。何谓反？然：其气来实强，是谓太过，病在外；气来虚微，是谓不及，病在内。气来厌厌聂聂，如循榆叶曰平；益实而滑，如循长竿曰病；急而劲益强，如新张弓弦曰死。春脉微弦曰平，弦多胃气少曰病，但弦无胃气曰死。春以胃气为本。

夏脉钩，反者为病。何谓反？

然：其气来实强，是谓太过，病在外；气来虚微，是谓不及，病在内。其脉来累累如环，如循琅玕曰平；来而益数，如鸡举足者病；前曲后居，如操带钩曰死。夏脉微钩曰平，钩多胃气少曰病，但钩无胃气曰死。夏以胃气为本。

秋脉毛，反者为病。何谓反？

然：其气来实强，是谓太过，病在外；气来虚微，是谓不及，病在内。其脉来蔼蔼如车盖，按之益大曰平；不上不下，如循鸡羽曰病；按之萧索，如风吹毛曰死。秋脉微毛曰平，毛多胃气少曰病，但毛无胃气曰死。秋以胃气为本。

冬脉石，反者为病。何谓反？

然：其气来强实，是谓太过，病在外；气来虚微，是谓不及，病在内。脉来上大下兑，濡滑如雀之喙曰平；啄啄连属，其中微曲曰病；来如解索，去如弹石曰死。冬脉微石曰平，石多胃气少曰病，但石无胃气曰死。冬以胃气为本。”

去掉一些形容及比喻之词，所显示的是这段文字的中心内容，即论述四时病脉、四时常脉与病脉的鉴别、从脉象辨病位之内外。这些朴实的基本内容，有可能是《诊经》的内容。因为《诊经》既然有四时常脉之论述，也应有四时病脉的论述，否则，怎么去诊断疾病呢？

这里“胃气”之“胃”，为“脉”之音转。“胃气”，即“脉气”。《方言·十》：“㕟，又慧也”，《集韵》：“慧，通作‘惠’”；《诗·谷风》陆德明释文：“一本‘渭’作‘谓’”，《左传·僖廿四年》“渭滨”，《韩非子》作“惠宝”，《春秋左传异文释》："'惠'、'谓'音同"，《素问·气厥论》"谓之食亦"，《太素》"谓"作"胃"。此"脉"、胃、谓、渭、慧、惠古并通之证。本难之"春脉微弦曰平"、"夏脉微钩曰平"、"秋脉微毛曰平"、"冬脉微石曰平"等，四"脉"字，《素问·平人气象论》均作"胃"。是"胃"、"脉"通假之例证。

5.《难经·十七难》曰："经言病或有死，或有不治自愈，或连年月不已，其死生存亡，可切脉而知之邪？

然：可尽知也。诊病若闭目不欲见人者，脉当得肝脉强急而长，而反得肺脉浮短而涩者，死也。

病若开目而渴，心下牢者，脉当得紧实而数，反得沉涩而微者，死也。

病若吐血，复鼽衄血者，脉当沉细，而反浮大而牢者，死也。

病若谵言妄语，身当有热，脉当洪大，而反手足厥逆，脉沉细而微者，死也。

病若大腹而泄者，脉当微细而涩，反紧大而滑者，死也。"

本段"经言"之后，指出脉证不合的几种危重病证情况。出血后脉当沉细，发热脉当洪大，泄泻脉当微细而涩。古人观察这些最基本、最客观的脉象变化，当是《诊经》的内容之一。

6.《难经·十九难》曰："经言脉有逆顺，男女有恒。而反者，何谓也？

然：男子生于寅，寅为木，阳也。女子生于申，申为金，阴也。故男脉在关上，女脉在关下。是以男子尺脉恒弱，女子尺脉恒盛，是其常也。反者，男得女脉，妇得男脉也。

其为病何如？

然：男得女脉为不足，病在内；左得之，病在左，右得之，病在右。随脉言之也。女得男脉为太过，病在四肢；左得之，病在左，右得之，病在右。随脉言之也。此之谓也。

这里指出男脉女脉之不同，病理脉象上男女虚实表里之区别。此处没有将阴阳脉象细致地划分，只是概指为男女两项。这也是一种朴实的医理论述。

7.《难经·二十难》曰：经言脉有伏匿。伏匿于何藏而言伏匿邪？

然：谓阴阳更相乘、更相伏也。脉居阴部而反阳脉见者，为阳乘阴也。脉虽时沉涩而短，此谓阳中伏阴也；脉居阳部而反阴脉见者，为阴乘阳也。脉虽时浮滑而长，此谓阴中伏阳也。

重阳者狂，重阴者癫。脱阳者见鬼，脱阴者目盲。

“脉有伏匿”，当是《诊经》之文。“伏”为“浮”之音转。“浮匿”，即浮沉之义。浮脉和沉脉是最基本的脉象，也是最容易观察到的脉象，《诊经》自然要把它首先记载。《难经·二十难》中误解《诊经》本义，将“伏匿”之脉象解释得离奇不可理解和操作，如“更相乘、更相伏”、“阳乘阴”、“阴乘阳”等。本来是朴实的浮、沉二脉，却被解释得杂乱难懂，一脉之中，何以阴阳互错至此？

“伏”、“浮”古声同，故可通转假借。《经籍纂诂》：“‘伏羲氏’，《易·系辞传下》作‘包犠氏’”，《经义述闻》王引之按：“凡从‘孚’从‘包’之字，古声相近，古字亦相通。《左氏春秋·隐八年》：公及莒人盟于‘浮来’，《公羊》《谷梁》并作‘包来’。”此“浮”、“伏”古通之证。

下文“重阳者狂，重阴者癫”之“癫”字，不是“癫狂”之“癫”字，而是“颠”之通假字，“静止”之义。此“颠”与前文“狂”对举成文。“重阳”为阳盛之证，“重阴”为阴盛之证。阳盛则狂，阴盛则静。此阳盛动躁狂乱，阴盛静止沉滞之说，当为《诊经》朴实之内容。《素问·生气通天论》：“阴不胜其阳，则脉流薄疾，并乃狂；阳不胜其阴，则五藏气争（静），九窍不通。”正是指出了这种阳盛躁动、阴盛静滞的病理状况。

"癫"、"瘨"同字。《慧琳音义·卷二》注："'癫'，《说文》又作'瘨'。"桂馥《说文义证》："'瘨'通作'颠'。"《楚辞·九歌》王逸注："颠，顿也"，《汉书·李广传》颜师古注："顿，止也。"是"癫"、"颠"古通之证。

此难"狂"与"癫"分别而论，与五十九难之"狂癫"合词论述，含义不同。后者指狂乱、癫痫之证。郭霭春《八十一难经集解》引滕万卿说："此篇滑注以为《难经·五十九难》之错简。以予观之，弗然。彼所论则脏气偏实之所生，病从内也。此既伤寒热病阳证阴证等所见，病从外也。故见鬼、目盲乃死。彼所谓狂癫，正气自失，精神放散，不归本舍，历年之久，犹尚未已，岂有目盲见鬼之危急乎！学者诸察。"

"脱阳者见鬼，脱阴者目盲"，也当属《诊经》之文。"脱阳"、"脱阴"，就是"阳虚"、"阴虚"之互文。古人之述如此。阳虚气虚，正气不足，神志不定，所以梦见或幻见鬼神怪异。阴虚津亏，目失津血，所以致目盲。《素问·生气通天论》："阳气者，烦劳则张，精（津）绝，辟积于夏，使人煎厥。目盲不可以视，耳闭不可以听，溃溃乎若坏都，汩汩乎不可止。"正指此义。

8.《难经·二十一难》曰：经言人形病，脉不病曰生；脉病，形不病曰死。何谓也？

然：人形病，脉不病，非有不病者也，谓息数不应脉数也。此大法。

这里"人形病，脉不病曰生；脉病，形不病曰死"之脉证合参的朴实论述，当属《诊经》之文。《素问·方盛衰论》："是以形弱气虚，死；形气有余，脉气不足，死；脉气有余，形气不足，生。"与此类同。

9.《难经·五十三难》曰："经言七传者死，间藏者生。""七"为"其"之脱。"传"指病发展。"间"，好转，愈义。《左传·昭公七年》杜预注："间，差也。""藏"有"脉"义。

"间藏"即脉象好转正常。此句当为《诊经》之义。

10.《难经·六十一难》曰：经言望而知之谓之神，闻而知之谓之圣，问而知之谓之工，切脉而知之谓之巧。何谓也？

然：望而知之者，望其五色以知其病。"

西汉及其之前崇尚望诊。西汉公乘阳庆之《五色诊病》，即《诊经》。此"经言"后所言五色诊病，与《诊经》之内容合例。

五、《素问》中《诊经》内容的痕迹

1.《素问·生气通天论》："因于寒，欲如运枢，起居如惊，神气乃浮。因于暑，汗，烦则喘喝，静则多言，体若燔炭，汗出而散。因于湿，首如裹，湿热不攘，大筋緛短，小筋弛长。緛短为拘，弛长为痿。因于气，为肿，四维相代，阳气乃竭。

阳气者，烦劳则张，精绝。辟积于夏，使人煎厥。目盲不可以视，耳闭不可以听，溃溃乎若坏都，汩汩乎不可止。阳气者，大怒则形气绝，而血菀于上，使人薄厥。有伤于筋，纵，其若不容。汗出偏沮，使人偏枯。汗出见湿，乃生痤疿。高粱之变，足生大丁，受如持虚。劳汗当风，寒薄为查皮，郁乃痤。

阳气者，精则养神，柔则养筋。开阖不得，寒气从之，乃生大偻。陷脉为瘘，留连肉腠。俞气化薄，传为善畏，及为惊骇。营气不从，逆于肉理，乃生痈肿。魄汗未尽，形弱而气烁，穴俞以闭，发为风疟。"

"阴者，藏精而起亟也；阳者，卫外而为固也。阴不胜其阳，则脉流薄疾，并乃狂；阳不胜其阴，则五藏气争，九窍不通。"

"因于露风，乃生寒热。是以春伤于风，邪气留连，乃为洞泄；夏伤于暑，秋为痎疟；秋伤于湿，上逆而咳，发为痿厥；冬伤于寒，春必温病。四时之气，更伤五藏。"

“因于寒”一段，指出了寒、暑、湿、气等四种致病因素导致的病理病证变化。其中“气”，当指“风气”。“阳气者，烦劳则张”一段，指出了阳亢津伤、气血逆上、偏枯、痤痱、肿胀等病证变化。其中，病因论述朴实，文词多存古义，音转通假字也较多。例如不用“头”用“首”，不用“除”用“攘”，不用“病”或“疾”用“辟”，不用“大”用“夏”，不用“四支”用“四维”，不用“谵语”用“多言”，“代”为“大”之音转，“怒”为“弩”之音转，“受”为“手”之音转等。

《周礼·天官·冢宰》：“春时有痟首疾”，《汉书·艺文志》颜师古注：“秦谓人为黔首，言其头黑也”。《楚辞·离骚》王逸注：“首，头也。”此云“首如裹”，是其古例之证。

《难经·二十难》说：“重阳者狂，重阴者癫。脱阳者见鬼，脱阴者目盲。”此云“阳气者，烦劳则张，精绝。辟积于夏，使人煎厥。目盲不可以视，耳闭不可以听。”“阳气者，大怒则形气绝，而血菀于上，使人薄厥。”“阴不胜其阳，则脉流薄疾，并乃狂；阳不胜其阴，则五藏气争，九窍不通。”均为阴阳偏盛之论述，都含《诊经》古义在内。

“因于露风”一段，论述四时病证因果，颇存古例。《周礼·天官·冢宰》：“四时皆有疠疾：春时有痟首疾，夏时有痒疥疾，秋时有疟寒疾，冬时有漱上气疾。”是古人认识疾病，多首先论述四时之病。

2.《素问·金匮真言论》：“故春气者病在头，夏气者病在藏，秋气者病在肩背，冬气者病在四支。故春善病鼽衄，仲夏善病胸胁，长夏善病洞泄寒中，秋善病风疟，冬善病痹厥。故冬不按跻，春不鼽衄，春不病颈项。仲夏不病胸胁，长夏不病洞泄寒中，秋不病风疟，冬不病痹厥。”《素问·阴阳应象大论》：“故曰：冬伤于寒，春必温病，春伤于风，夏生飧泄，夏伤于暑，秋必痎疟，秋伤于湿，冬生咳嗽。”此“故曰”后引出之文，与此类同。“故曰”当指《诊经》之说。

此春、秋病证之论述，与《周礼》所载四时之春、秋病证相合。《周礼》说：“春时有痟（痛义）首疾”，此说：“春气者病在头”；《周礼》：“秋时有疟寒疾”，此说：“秋善病风疟”。

此段之二“鼽衄”，含义不同。前“鼽衄”，非指鼻出血之证，而是指流涕伤风之类病证。春时风气盛，故伤风流涕之证多。后“鼽衄”，指发汗法。“春不鼽衄”，即春天不用发汗之法。与前文冬天不用按摩之法之“冬不按跻”对举而言。

3.《素问·阴阳应象大论》：“善诊者，察色按脉，先别阴阳。审清浊而知部分；视喘息，听音声而知所苦；观权衡规矩而知病所主；按尺寸，观浮沉滑涩而知病所生。以治无过，以诊则不失矣。”

“审清浊”，指观察排泄物的清稀浊稠。“权衡规矩”指面部色泽之彰显与晦暗。“滑涩”，指尺部皮肤之光滑或枯涩。这种以望诊为主，兼以闻诊按诊的基础诊病方法，拟属于《诊经》的内容。

4.《素问·阴阳别论》：“脉有阴阳”，“所谓阴阳者，去者为阴，至者为阳；静者为阴，动者为阳；迟者为阴，数者为阳。”

“去”，指脉下落。“至”，指脉搏起。将脉象归纳为沉、浮、柔顺、躁疾、迟、数等六类，是一种基础朴实的分类法。

“阴争于内，阳扰于外，魄汗未藏，四逆而起，起则熏肺，使人喘鸣。阴之所生，和本曰和。是故刚与刚，阳气破散，阴气乃消亡。淖则刚柔不和，经气乃绝。”

“结阳者，肿四支。结阴者，便血。”

“阴争于内”一段，指出阴阳以平静协调为生理常态，与《素问·生气通天论》“阴平阳秘（谧）”例同。

“争”为“静”之脱。“扰”，动义。阴静于内，阳动于外，为正常生理。“魄汗未藏”，即大汗不止。“四”为“气”之音转或字误。古“四”作“亖”，“气”作“三”，形近致误。“熏”，“动”义。大汗伤阴，气逆动肺，故喘鸣。“和本”，为“其平”之误。阴平为和。“刚与刚”之“与”，为“愈”之音转，“刚愈刚”，“亢之又亢”之义，所以阳破阴亡。

“结阳”、“结阴”，与《难经·二十难》引《经》（《诊经》）言之“脱阳”、“脱阴”例法一致。“结”为“疾”之音转。“疾阳”、“疾阴”，即“病阳”、“病阴”之义。“肿四支”为阳病，“便血”为阴病。归类甚为朴实。

5.《素问·五藏生成篇》：“五藏之气，故色见青如草兹者死，黄如枳实者死，黑如炲者死，赤如衃血者死，白如枯骨者死。此五色之见死也。青如翠羽者死，赤如鸡冠者生，黄如蟹腹者死，白如豕膏者生，黑如乌羽者生。此五色之见生也。”

“夫脉之小大滑涩浮沉，可以指别；五藏之象，可以类推；五藏相音，可以意识；五色微诊可以目察。能合脉色，可以万全。赤，脉之至也，喘而坚，诊曰有积气在中，时害于食，名曰心痹，得之外疾思虑而心虚，故邪从之。白，脉之至也，喘而浮，上虚下实，惊，有积气在胸中，喘而虚，名曰肺痹，寒热，得之醉而使内也。青，脉之至也，长而左右弹，有积气在心下支胠，名曰肝痹，得之寒湿，与疝同法，腰痛足清头痛。黄，脉之至也，大而虚，有积气在腹中，有厥气，名曰厥疝。女子同法，得之疾使四支汗出当风。黑，脉之至也，上坚而大，有积气在小腹与阴，名曰肾痹，得之沐浴清水而卧。”

“五藏之气”一段，指出五色望诊之生理病理及病变深浅之五色不同。“夫脉之小大滑涩”一段，指出色脉合参及五藏主要病变的色脉表现、病因病机。与《难经·十三难》“经言”后之“色青，其脉当弦而急；色赤，其脉浮大而散；色黄，其脉中缓而大；色白，其脉浮涩而短；色黑，其脉沉濡而滑。此所谓五色之与脉，当相参应也”极为相类。此处的“痹”，与《素问·痹论》之“痹”含义不同，此处指“病”义，而非风寒湿所致之痹证之“痹”。

6.《素问·移精变气论》：“色脉者，上帝之所贵也，先师之所传也。上古使僦贷季，理色脉而通神明，合之金木水火土四时，八风六合，不离其常，变化相移，以观其妙，以知其要。欲知其要，则色脉是矣。色以应日，脉以应月。常求其要，则其要也。夫色之变化，以应四时之脉。此上帝之所贵，以合于神明也”；“治之要极，无失色、脉，用之不惑，治之大则”。

《诊经》以望色诊病、脉诊为主要内容。此云“先师之所传也”，是此段论望色诊脉之语，由来已久。

7.《素问·玉版论要》：“容色见上下左右，各在其要。其色见浅者，汤液主治，十日已。其见深者，必齐主治，二十一日已。其见大深者，醪酒主治，百日已。色夭面脱，不治，百日尽已。脉短气绝死，病温虚甚死。

色见上下左右，各在其要。上为逆，下为从。女子右为逆，左为从；男子左为逆，右为从，易：重阳死，重阴死。阴阳反他，治在权衡相夺。

搏脉，痹躄。寒热之交，脉孤为消气，虚泄为夺血。孤为逆，虚为从。行奇恒之法，以太阴始。行所不胜曰逆，逆则死；行所胜曰从，从则活。八风四时之胜，终而复始，逆行一过，不复可数，论要毕矣。”

本篇开篇即有《五色》《脉变》《揆度》《奇恒》等《诊经》篇名。所论内容，以望色为主，而《诊经》正以望诊、脉诊为主要内容。所以上述所录该篇内容，多存《诊经》古义。

篇中“重阳死、重阴死”，与《难经·二十难》之“脱阳”、“脱阴”文法一致。篇中以脉之有力（孤）、无力（虚）来判别病证之虚实，十分朴实。其诊脉说“太阴”而不说“寸口”，也是其早于东汉之佐证。

8.《素问·脉要精微论》：“夫脉者，血之府也。长则气治，短则气病，数则烦心，大则病进，上盛则气高，下盛则气胀，代则气衰，细则气少，濇则心痛。浑浑革至如涌泉，病进而色弊，绵绵其去如弦绝，死。

夫精明五色者，气之华也，赤欲如白裹朱，不欲如赭；白欲如鹅羽，不欲如盐；青欲如苍璧之泽，不欲如蓝；黄欲如罗裹雄黄，不欲如黄土；黑欲如重漆色，不欲如地苍。五色之精微象见矣，其寿不久也。夫精明者，所以视万物，别白黑，审短长。以长为短，以白为黑，如是则精衰矣。”

“彼春之暖，为夏之暑，彼秋之忿，为冬之怒。四变之动，脉与之上下。以春应中规，夏应中矩，秋应中衡，冬应中权。是故冬至四十五日，阳气微上，阴气微下；夏至四十五日，阴气微上，阳气微下。阴阳有时，与脉为期。”

“徵其脉小色不夺者，新病也；徵其脉不夺其色夺者，此久病也；徵其脉与五色俱夺者，此久病也；徵其脉与五色俱不夺者，新病也。”

上录第一段文字，将“长”脉列为正常脉象，当为原始较早之说，后世则将长脉归之为肝病之脉。且“数”脉无迟脉相对应，“大”无“小”之对应，“濇”无“滑”之对应。是其属早期脉象之论述。

第二段文字论述五色诊病，与《素问·五藏生成篇》雷同。是五色诊病，本是古法，所以《素问》中反复引用。

第三段文字，以四时应规矩权衡，配合脉象，实西汉之说，故多存《诊经》古义。

第四段文字论脉色相失明病证之新久，内含古义。

9.《素问·平人气象论》：“春胃微弦曰平，弦多胃少曰肝病，但弦无胃曰死，胃而有毛曰秋病，毛甚曰今病。藏真散于肝，肝藏筋膜之气也。夏胃微钩曰平，钩多胃少曰心病，但钩无胃曰死，胃而有石曰冬病，石甚曰今病。藏真通于心，心藏血脉之气也。长夏胃微软弱曰平，弱多胃少曰脾病，但代无胃曰死。软弱有石曰冬病，弱甚曰今病。藏真濡于脾，脾藏肌肉之气也。秋胃微毛曰平，毛多胃少曰肺病，但毛无胃曰死，毛而有弦曰春病，弦甚曰今病，藏真高于肺，以行荣卫阴阳也。冬胃微石曰平，石多胃少曰肾病，但石无胃曰死，石而有钩曰夏病，钩甚曰今病。藏真下于肾，肾藏骨髓之气也。”

“臂多青脉，曰脱血。尺脉缓濇，谓之解㑊。安卧脉盛，谓之脱血。尺濇脉滑，谓之多汗。尺寒脉细，谓之后泄。脉尺粗常热者，谓之热中。”

“颈脉动喘疾咳，曰水。目里微肿如卧蚕起之状，曰水。溺黄赤，安卧者，黄疸。已食如饥者，胃疸。面肿曰风，足胫肿曰水。目黄者曰黄疸。”

“春夏而脉瘦，秋冬而脉浮大，命曰逆四时也。风热而脉静，泄而脱血脉实，病在中脉虚，病在外脉濇坚者，皆难治，命曰反四时也。

人以水谷为本，故人绝水谷则死。脉无胃气亦死。所谓无胃气者，但得真藏脉不得胃气也。所谓脉不得胃气者，肝不弦肾不石也。

太阳脉至，洪大以长；少阳脉至，乍数乍疏，乍短乍长；阳明脉至，浮大而短。”

上述四时脉象、尺肤滑涩诊病等，多属古人对基础疾病的认识观。

10.《素问·玉机真藏论》：“春脉如弦”，“夏脉如钩”，“秋脉如浮”，“冬脉如营”。

“大骨枯槀，大肉陷下，胸中气满，喘息不便，其气动形，期六月死。真藏脉见，乃予之期日。大骨枯槀，大肉陷下，胸中气满，喘息不便，内痛引肩项，期一月死。真藏见，乃予之期日。大骨枯槀，大肉陷下，胸中气满，喘息不便，内痛引肩项，身热脱肉破䐃。真藏见，十月之内死。大骨枯槀，大肉陷下，肩髓内消，动作益衰。真藏来见，期一岁死。见其真藏，乃予之期日。大骨枯槀，大肉陷下，胸中气满，腹内痛，心中不便，肩项身热，破䐃脱肉，目匡陷，真藏见，目不见人，立死。其见人者，至其所不胜之时则死。”

“凡治病，察其形气色泽，脉之盛衰，病之新故，乃治之，无后其时。形气相得，谓之可治；色泽以浮，谓之易已；脉从四时，谓之可治；脉弱以滑，是有胃气，命曰易治，取之以时。形气相失，谓之难治；色夭不泽，谓之难已；脉实以坚，谓之益甚；脉逆四时，为不可治。必察四难，而明告之。

所谓逆四时者，春得肺脉，夏得肾脉，秋得心脉，冬得脾脉，其至皆悬绝沉濇者，命曰逆。四时未有藏形，于春夏而脉沉濇，秋冬而脉浮大，名曰逆四时也。

病热脉静，泄而脉大，脱血而脉实，病在中脉实坚，病在外脉不实坚者，皆难治。”

“脉盛，皮热，腹胀，前后不通，闷瞀，此谓五实；脉细，皮寒，气少，泄利前后，饮食不入，此谓五虚。”

篇中“大骨枯槀”一段，反复论述，我们认为此系保存《诊经》古貌之例，故较少整理改动。“真”为“瘨”之脱，《说文》：“瘨，病也。”“瘨藏”之“藏”，为“脉”义。

“凡治病”一段，指出脉柔和滑利，是脉有胃气之古人本义。“胃”与“脉”古通。“有胃气”即“有脉气”。《淮南子·原道》高诱注：“弱，柔也”，《管子·四时》尹知章注：“柔，和也。”是此篇之“脉弱”之弱，本“和”义。

春浮冬沉，是古人对四时脉象的基本认识，反此为病，所以叫“逆四时”。“五实”、“五虚”证，是古人对病证虚实的概括性总结。

11.《素问·宣明五气篇》："邪入于阳则狂，邪入于阴则痹，搏阳则为巅疾，搏阴则为瘖，阳入之阴则静，阴出之阳则怒。"

此段的中心含义是：阳盛则动亢，阴盛则静安。阴静阳动，是古人认识阴阳最初始、最基本的性质，所以说它多含古义。

"狂"、"巅"、"怒"互文同义；"痹"、"瘖"、"静"互文同义。前三字指阳亢之状，后三字指阴静之态。《楚辞·招魂》朱熹集注："狂，犹猛也。""痹"，为"谧"之音转，"静"义。《集韵》"'痹'，或作'疪'"。"痹"从"畀"声。《尔雅·释诂》郝懿行疏："'畀'，通作'俾'"，《经义述闻》："'比'与'俾'古字通"，《说文通训定声》："'比'叚借为'庇'"，又"'密'，叚借为'比'"，《集韵》："宓，通作'密'"，《说文通训定声》："'谧'，叚借为'宓'。"《尔雅·释诂》："谧，静也。"

"巅"通"癫"，"狂"义。《素问·奇病论》张志聪注："'巅'，亦作'癫'"。《广雅》："癫，狂也"。"怒"为"驽"之音转，引为"盛"义。"瘖"与"静"同义。《慧琳音义·卷三》："瘖，犹无声也"，柳宗元《为户部王叔文陈情表》蒋之翘注："'瘖'，一作'暗'"，《广韵》："暗，默也"，又"默，静也。"

12.《素问·通评虚实论》："何谓从则生，逆则死？岐伯曰：所谓从者，手足温也；所谓逆者，手足寒也。"

"消瘅、仆击、偏枯、痿厥、气满发逆，肥贵人，则高粱之疾也；隔塞闭绝，上下不通，则暴忧之疾也；暴厥而聋，偏塞闭不通，内气暴薄也。"

从手足的寒温去辨病证的死生，是一种既古老又朴实实用的诊病手段。第二段文字，认为消瘅等多种病证，都与甘肥饮食有关，是较早的病因认识观。“偏枯”与“偏塞闭”互文同义，后“通”字，为“痛”之借字。《灵枢·热病》：“痱之为病也，身无痛者，四肢不收，智乱不甚。”是其证。

13.《素问·举痛论》：“五藏六府，固尽有部。视其五色，黄赤为热，白为寒，青黑为痛，此所谓视而可见者也。”

此段概括古人五色诊病之要点。

14.《素问·腹中论》：“病有少腹盛，上下左右皆有根，此为何病？可治不？岐伯曰：病名曰伏梁。帝曰：伏梁何因而得之？岐伯曰：裹大脓血，居肠胃之外，不可治，治之每切，按之致死。”

“人有身体髀股䯒皆肿，环齐而痛，是为何病？岐伯曰：病名伏梁，此风根也。其气溢于大肠而著于肓，肓之原在脐下，故环齐而痛也。不可动之，动之为水溺涩之病。”

“石药发瘨，芳草发狂。夫热中消中者，皆富贵人也。今禁高粱，是不合其心，禁芳草石药，是病不愈。愿闻其说。岐伯曰：夫芳草之气美，石药之气悍，二者其气急疾坚劲，故非缓心和人，不可服此二者。”

上三段多含《诊经》古义。《难经·十五难》：“心之积，名曰伏梁，起齐上，大如臂，上至心下，久不愈，令人病烦心。”《史记·扁鹊仓公列传》：“臣意即诊之，告曰：‘公病中热’。论曰：‘中热不溲者，不可服五石’。石之为药精悍，公服之不得数溲，亟勿服……论曰：‘阳病处内，阴形应外者，不加悍药及镵石’。夫悍药入中，则邪气辟矣，而宛气愈深。”

15.《素问·痹论》：“阴气者，静则神藏，躁则消亡，饮食自倍，肠胃乃伤。淫气喘息，痹聚在肺；淫气忧思，痹聚在心；淫气遗溺，痹聚在肾；淫气乏竭，痹聚在肝；淫气肌绝，痹聚在脾。”

此段之“痹”，为“病”义。

16.《素问·痿论》:“肺者，藏之长也，为心之盖也。有所失亡，所求不得，则发肺鸣，鸣则肺热叶焦。故曰：五藏因肺热叶焦，发为痿躄，此之谓也。悲哀太甚，则胞络绝，胞络绝，则阳气内动，发则心下崩，数溲血也。故《本病》曰：大经空虚，发为肌痹，传为脉痿。思想无穷，所愿不得，意淫于外，入房太甚，宗筋弛纵，发为筋痿，及为白淫。”

“《下经》曰：筋痿者，生于肝，使内也。”

“《下经》曰：肉痿者，得之湿地也。”

“《下经》曰：骨痿者，生于大热也。”

《逆调论》:“《下经》曰：胃不和则卧不安。”

《本病》之“本”，为“论”之音转。《论病》，即《奇咳术》之别名，即《诊经》篇名。《下经》之“下”，为“诊”之脱误。“诊”脱为“彡”，与“下”形近致误。则《下经》即《诊经》。前面均已论述。

17.《素问·病能论》:“人之不得偃卧者何也？岐伯曰：肺者，藏之盖也，肺气盛则脉大，脉大则不得偃卧。论在《奇恒》《阴阳》中。”

“阳气者，因暴折而难决，故善怒也，病名曰阳厥。”

“阳明者常动，巨阳少阳不动，不动而动，大疾。”

“肺气盛”指哮喘之证。这是哮喘的早期称谓。至东汉，则多叫做“上气”。哮喘气急，所以不能平躺安卧。“论在《奇恒》《阴阳》中”，是说详论在此二篇中。此二篇正是《诊经》篇名，前已论述。

阳气不泄而上亢，所以成“阳厥”之阳盛证。

“阴明”指人迎脉动，“巨阳”指天柱脉动，“少阳”指天容脉动。后三“动”椐杨上善注，当为“同”之音转。“巨阳少阳不动”，即巨阳之天柱、少阳之天容，其脉跳动力度与人迎脉不同。此古人诊病之实践观察。

18.《素问·奇病论》：“病胁下满气逆，二三岁不已，是为何病？岐伯曰：病名曰息积。”

“人有身体髀股䯒皆肿，环齐而痛，是为何病？岐伯曰：病名曰伏梁。此风根也。其气溢于大肠，而著于肓，肓之原在齐下，故环齐而痛也。不可动之，动之为水溺濇之病也。”

“有所犯大寒，内至骨髓，髓者以脑为主，脑逆故令头痛，齿亦痛，病名曰厥逆。”

“津液在脾，故令人口甘也。此肥美之所发也，此人必数食甘美而多肥也。肥者令人内热，甘者令人中满，故其气上溢，转为消渴。”

“有疒者，一日数十溲，此不足也。身热如炭，颈膺如格，人迎躁盛，喘息气逆，此有余也。”

《素问·奇病论》之篇题，拟即《诊经》之《奇咳术》之别称。所以篇中所述，当含《诊经》篇义。“人有身体”一段，此与《腹中论》两录，是其为古篇之文可明。

19.《素问·刺志论》：“气实形实，气虚形虚，此其常也，反此者病；谷盛气盛，谷虚气虚，此其常也，反此者病；脉实血实，脉虚血虚，此其常也，反此者病。”

“气虚身热，此谓反也；谷入多而气少，此谓反也；谷不入而气多，此谓反也；脉盛血少，此谓反也；脉少血多，此谓反也。”

此古人望形诊病基础之法。

20.《素问·皮部论》：“是故百病之始生也，必先于皮毛，邪中之则腠理开，开则入客于络脉，留而不去，传入于经，留而不去，传入于府，廪于肠胃。邪之始入于皮也，泝然起毫毛，开腠理；其入于络也，则络脉盛色变；其入客于经也，则感虚乃陷下。其留于筋骨之间，寒多则筋挛骨痛，热多则筋弛骨消，肉烁䐃破，毛直而败。”

这种因表及里的病因病理之说，在《诊经》时的西汉时代，就已经形成了。《史记·扁鹊仓公列传》："扁鹊过齐，齐恒侯客之。入朝见，曰：'君有疾在腠理，不治将深。'桓侯曰：'寡人无疾。'扁鹊出，恒侯谓左右曰：'医之好利也，欲以不疾者为功。'后五日，扁鹊复见，曰：'君有疾在血脉，不治恐深。'桓侯曰：'寡人无疾。'扁鹊出。恒侯不悦。后五日，扁鹊复见，曰：'君有疾在肠胃之间，不治将深。'"

21.《素问·调经论》："经言阳虚则外寒，阴虚则内热，阳盛则外热，阴盛则内寒。余已闻之矣，不知其所由然也。岐伯曰：阳受气于上焦，以温皮肤分肉之间，令寒气在外，则上焦不通，上焦不通，则寒气独留于外，故寒栗。帝曰：阴虚生内热奈何？岐伯曰：有所劳倦，形气衰少，谷气不盛，上焦不行，下脘不通，胃气热，热气熏胸中，故内热。帝曰：阳盛生外热奈何？岐伯曰：上焦不通利，则皮肤致密，腠理闭塞，玄府不通，卫气不得泄越，故外热。帝曰：阴盛生内寒奈何？岐伯曰：厥气上逆，寒气积于胸中而不写，不写则温气去，寒独留，则血凝泣，凝则脉不通，其脉盛大以濇，故中寒。"

此言阴阳虚实之基本病理，且前有"经言"之语，是含古书之语。

22.《素问·示从容论》："八风菀熟，五藏消烁，传邪相受。夫浮而弦者，是肾不足也；沉而石者，是肾气内著也；怯然少气者，是水道不行，形气消索也；咳嗽烦冤者，是肾气之逆也。"

"夫脉浮大虚者，是脾气之外绝，去胃外归阳明也。夫二火不胜三水，是以脉乱无常也。四支解墯，此脾精之不行也；喘咳者，是水气并阳明也；血泄者，脉急血无所行也。"

《素问·示从容论》篇中有"夫《从容》之谓也"之语。《从容》是《诊经》之篇名。篇中又有"明引《比类》《从容》，是以名曰《诊轻（经）》”，直呼古医经书名为《诊经》。所以我们认为此二段为《诊经》之文。

前段文字三“肾”，当为“身”之音转。脉浮、脉沉不能都归之于“肾”。后段文字之“二”、“三”，均为“其”字之脱误。义例始合。

23.《素问·阴阳类论》：“冬三月之病，病合于阳者，至春正月脉有死征，皆归出春。冬三月之病，在理已尽，草与柳叶皆杀，春阴阳皆绝，期在孟春。春三月之病，曰阳杀，阴阳皆绝，期在草干。夏三月之病，至阴不过十日，阴阳交，期在溓水。秋三月之病，三阳俱起，不治自已。阴阳交合者，立不能坐，坐不能起，三阳独至，期在石水。”

此段文字前有“却念《上下经》《阴阳》《从容》”、“在经论中”等语。且预测疾病死期，其文词古而朴实，如“出春”、“草干”、“溓水”等。所以我们认为此含《诊经》之文。

24.《素问·方盛衰论》“春夏归阳为生，归秋冬为死。反之，则归秋冬为生。”

“一上不下，寒厥到膝，少者秋冬死，老者秋冬生；气上不下，头痛巅疾。”

“诊有十度：度人，脉度、藏度、肉度、筋度、俞度。”

“是以圣人持诊之道，先后阴阳而持之，《奇恒》之势乃六十首。诊合微之事，追阴阳之变，章五中之情，其中之论，取虚实之要，定五度之事，知此乃足以诊。”

“知醜知善，知病知不病，知高知下，知坐知起，知行知止，用之有纪，诊道乃具，万世不殆。”

“起所有余，知所不足，度事上下，脉事因格。是以形弱气虚，死；形气有余，脉气不足，死；脉气有余，形气不足，生。是以诊有大方，坐起有常，出入有行，以转神明，必清必净，上观下观。司八正邪，别五中部，按脉动静，循尺滑濇，寒温之意，视其大小，合之病能，逆从以得，复知病名，诊可十全，不失人情。故诊之，或视息视意，故不失条理，道甚明察，故能长久。不知此道，失经绝理，亡言妄期，此谓失道。”

篇中所说“《奇恒》”，为《奇咳术》之别名，即《诊经》篇名。所以其论述诊病之法，当含《诊经》之意。其中假借、脱误之文每见，如“一”为“气”之假，“十”为“五”之误等，又佐其为《诊经》古说之证。

第四节 《内经》（《诊经》）的传本

《诊经》虽然早已亡佚，但根据《汉书·艺文志》《史记·扁鹊仓公列传》《难经》《素问》等记载或该书中的现存痕迹，《诊经》的古传本至少有七个。即：

西汉·公乘阳庆《五色诊病》（《五色诊》《五诊》《五色》《五中》）

《黄帝内经》

《扁鹊内经》

《白氏内经》

东汉·涪翁《诊经》

《难经》引录的《诊经》传本

《素问》引录的《诊经》传本

西汉·公乘阳庆的传本，为《诊经》的早期传本。由于有公乘阳庆、杨中倩、淳于意、宋邑、杜信、高期、冯信等多人传播，所以有《五色诊病》《五色诊》《五诊》《五色》《五中》等多种称谓。我们可以概括地将其称为《诊书》，即《诊经》。因为古人“经”、“书”同义。

《汉书·艺文志》：“《黄帝内经》十八卷，《外经》三十七卷；《扁鹊内经》九卷，《外经》十二卷；《白氏内经》三十八卷，《外经》三十六卷。”这里记载了三种不同冠名的《内经》传本，亦即《诊经》的三个传本。

《诊经》本为一书，由于传本的不同，导致了卷数的不同。三种传本的冠名，都是古人当时崇敬的神名，而不是真实姓名。也就是说，古人将《诊经》或冠此名，或冠彼名，就其实质来说，仍为《诊经》一书。

《淮南子·说林》高诱注：“黄帝，古天神也”，《汉书·王莽传》颜师古注：“太一、黄帝，皆仙上天。”《史记·五帝黄帝纪》：“黄帝者，少典之子，姓公孙，名轩辕，生而神灵，弱而能言，幼而徇齐，长而敦敏，成而聪明。”《辞海》：“黄帝，上古帝号，少典之子，姓公孙，长于姬水，又姓姬，生于轩辕之丘，故曰轩辕氏，国于有熊，故亦称有熊氏。以土德王，土色黄，故曰黄帝……咨岐伯作《内经》，创医药之方。”

黄帝为传说之神，又传其创医药之方，所以医学之书古人多冠黄帝之名。《淮南子·修务训》：“世俗人多尊古而贱今，故为道者必托之于神农、黄帝而后能入说。”

扁鹊，也为传说之神名。“扁鹊”，为“颛顼（音专须）”之音转。《谷梁传·隐公八年》陆德明释文：“五帝：少昊、颛顼、高辛、唐、虞也。”《吕览·执一》高诱注：“五帝：黄帝轩辕、颛顼高阳、帝喾高辛、帝尧陶唐、帝舜有虞”。《吕览·孟冬》高诱注：“颛顼，黄帝之孙，昌意之子，以水德王天下，号高阳氏，死祀为北方水德之帝。”

《辞通》：“‘颛’即古‘专’字”，《史记·吴世家》：“乃求勇士专诸”，《吴越春秋·王僚使公子光传》：“乃得勇士专诸”，《吴越春秋·夫差内传》：“扁诸主剑”。此“扁”、“颛”古通之证。

《庄子·天地》陆德明释文：“顼顼，本又作旭旭”，朱起凤：“旭旭与顼顼通。”《广雅·释诂》王念孙疏：“旭之言晧晧也”，《慧琳音义·卷十九》注：“‘晧’，或从‘白’作‘皓’”，《说文通训定声》：“‘晧’，叚借为‘浩’”，《吕览·下贤》高诱注：“‘鹄’，读如浩浩，昊天之‘浩’”，《广雅·释鸟》王念孙疏：“‘干鹄’，又谓之‘干鹊’”，《辞通》：“‘鹄’即‘鹊’字，‘干鹄’亦作‘干鹊’，是其明证”。此“项”通“鹊”之证。

远古传说之神，常形容为禽兽怪异之身。例如女娲为人面蛇身。《山海经·大荒西经》郭璞注：“女娲，古神女而帝者，人面蛇身，一日中七十变。”《扁鹊汇考》：“在近年出土的汉画像石中，被专家考证为‘扁鹊针灸行医图’上，扁鹊就被神化为‘胸以上是人，胸以下是鸟’的神物。”

喜鹊古称“干鹊”，音转为“扁鹊”。喜鹊被视为知人往来之神鸟，所以用以命名神之名称。《古今注·鸟兽》：“鹊，一名神女。”

《诗·鹊巢》朱熹集解：“‘鹊’、‘鸠’，皆鸟名。鹊善为巢，其巢最完固。”《诗·鹑之奔奔》陈奂传疏：“鹊，今谓之干鹊，即冬季架巢之鸟。”《尔雅·释鸟》郝懿行疏：“《西京杂记》曰：干鹊噪，行人至。亦犹猩猩知人往事也。《礼射》‘鳱鹄’，即此也。《广雅》：‘鳱鹄，鹊也’。郑注《大射仪》引《淮南子》‘鳱鹄知来’，贾疏亦云山鹊，然则鳱鹄即鵯鷽，声相近。今《淮南·氾论》作‘干鹄知来而不知往’，高诱注：‘干鹄’，鹊也，人将有来事忧喜之微，则鸣。此知来也。”《广雅·释鸟》王念孙疏：“‘干鹄’，又谓之‘干鹊’”，又“《西京杂记》陆贾曰：干鹊噪而行人至，今人则通呼喜鹊。”《说文·鸟部》：“鷽，鵯鷽，山鹊，知来事鸟也”，《尔雅·释鸟》：“鷽，山鹊”。《诗·鹊巢》马瑞辰传：“鹊，干鹊，今之喜鹊也”，《慧琳音义·卷二》注：“鹊，知太岁所在也”。《论衡》：“太岁，岁月之神”，又“太岁，天别神也。”

由上而知，“干鹊”、“鳱鵠”、“山鹊”、“干鹄”、“鸑项”、“扁鹊”，皆今之喜鹊。古人认为是神鸟，故以其名来命名神名。

《白氏内经》之“白”字，当是“伯”字之脱。“伯”指岐伯。岐伯也是神名。清·梁章钜《称谓录·卷十九》：“《云笈七签·轩辕本纪》：‘时有仙伯出于岐山，号岐伯，善说草木之药性味，为大医，帝请主方药。”此则岐伯为山神。

另外，“岐”字之本身，又可通“奇”，“奇”有“神”义。《广雅·释天》：“江神谓之奇相。”“伯”有“长”、“老”之义。《诗·卫风·伯兮》孔颖达疏：“伯，长也。”《公羊传·桓公四年》何休注：“称伯者，上敬老也。”《仪礼·士冠礼》郑玄注：“伯、仲、叔、季，长幼之称。”因此，“岐伯”，又可解为“神伯”、“老神”、“大神”之义。

《楚辞·天问》：“女岐无合，焉取夫九子。”“岐”为“奇”之音转。“女岐”即“女奇”，指神女、神鸟之义。所以能无夫生九子。闻一多：“女岐，神女，无夫而生九子也。”又“要之岐母即女岐，九婴即九子，皆古民族推源论中之神话人物，故或为人名，或为地名，而地名随民族而迁徙，故地又或在南，或在北也……。风皇即南宫朱鸟，燃则一母九雏之风皇，亦即九子母女岐矣。九子母传说之演变，其见于先秦两汉古籍者如此之多。”

无独有偶，扁鹊与岐伯，其含义竟然联系在了一起。“扁鹊”为神鸟喜鹊之名，“岐伯”为神鸟凤凰之名。古人命神之名，多用鸟类之名。《经义述闻》王引之按：“‘鹄’，即‘鹤’之假借”。“鹤”，也是鸟名。正如闻一多所说，先秦两汉，神女神鸟之传说“如此之多”。

《说文·木部》段玉裁注：“古‘枝’、‘岐’通用”，《经籍纂诂·支韵》：“‘岐’作‘枝’”，《庄子·养生主》陆德明释文：“‘枝’，本或作‘猗’”，《经词衍释·卷四》：“‘猗’字亦作‘倚’”，《周礼》郑玄注：“‘奇’，读曰‘倚’”。是“岐”、“奇”古通之证。

总之，黄帝也好，扁鹊也好，岐伯（白氏）也好，都是神话之名。也就是说都是虚假不实之名。而《内经》（《诊经》）却是西汉时就存在的实实在在的诊书。一本《诊经》，分化出了三个传本。即《黄帝内经》《扁鹊内经》《白氏内经》。

关于《内经》（《诊经》）的卷数，《甲乙经·序》说：“按《七略》《艺文志》，《黄帝内经》十八卷，今有《针经》九卷，《素问》九卷，二九十八卷，即《内经》也。”

《甲乙经·序》的撰写者根据《汉书·艺文志》，说《内经》为十八卷，并且强将《针经》《素问》各九卷拼凑成《内经》的卷数，以合《汉志》之说。这种说法后世虽有沿承，但此说是不妥的。《黄帝内经》，只是《汉书·艺文志》记载的《内经》三个古传本之其中之一，不能将另外两个传本的卷数抛开不谈。综合其三个传本的卷数，才是《内经》的卷数。《汉书·艺文志》说：《黄帝内经》十八卷，《扁鹊内经》九卷，《白氏内经》三十八卷。可知，《内经》的卷数，最少是九卷，最多是三十八卷。

东汉·涪翁之《诊经》，据《后汉书·方术列传》，传给了弟子程高。程高又传给了郭玉。郭玉在和帝时（公元89~104年）为太医丞，精通脉学，治病多有效验，另著有《经方颂说》（见《中国医史年表》）。这说明《诊经》在西汉时被音转为《内经》，收载于《汉书·艺文志》后，《诊经》之原本原名，仍有流传。

根据前面所论，《难经中<诊经>内容的痕迹》和《素问中<诊经>内容的痕迹》两节中我们摘录分析的条文语句来看，《难经》和《素问》所引录的条文是有区别的，所以我们将其视为两个传本。

第二章 《难经》成书于《内经》之后《素问》之前

第一节 《难经》成书于东汉

《中国医史年表》据《医籍考·卷七》认为，《难经》成书于公元190年。我们认为此说较为可靠。公元239年，三国·吴·吕博（吕广）注《八十一难经》。《隋书·经籍志》载："《黄帝八十一难经》，二卷"，《旧唐书·经籍志》："《黄帝八十一难经》，一卷，秦越人撰"。宋《郡斋读书志》："《黄帝八十一难经》，一卷。秦越人撰。吴·吕广注。"

"难"，古有"问"的含义。《难经》以问答形式编著，所以叫《难经》。公元前93年，文学家东方朔作《答客难》。晋·葛洪《抱朴子·对俗》有"或人难曰"。"难"，均"问"义。徐灵胎："以经文难解者，设为问难以明之，故曰《难经》"。

东汉时的医学词汇

文学词汇有时代性，医学词汇同样也有时代性。我们依据这些词汇，可以佐证其成书年代。

1. 寸口

寸口，是东汉时普遍称谓和使用的诊脉部位。因为在西汉时，尚不称其为"寸口"。《史记·扁鹊仓公列传》载淳于意之《诊籍》："切其脉时，右口气急，脉无五藏气。右口脉大而数。数者中下热而涌"；"在太阴脉口而希，是水气也"；"臣意诊其脉，切其太阴之口，湿然风气也”；“灸其足少阳脉口”；“右脉口气至紧小，见瘕气也”。这里称为“右口”、“脉口”、“太阴之口”。

《难经·一难》：“十二经皆有动脉，独取寸口，以决五藏六府死生吉凶之法，何谓也？

然：寸口者，脉之大会，手太阴之脉动也。人一呼脉行三寸，一吸脉行三寸，呼吸定息，脉行六寸。人一日一夜，凡一万三千五百息。脉行五十度，周于身。漏水下百刻，荣卫行阳二十五度，行阴亦二十五度，为一周也，故五十度，复会于手太阴。寸口者，五藏六府之所终始，故法取于寸口也。”

《难经·四难》：“脉有一阴一阳，一阴二阳，一阴三阳；有一阳一阴，一阳二阴，一阳三阴。如此之言，寸口有六脉俱动耶？

然：此言者，非有六脉俱动也，谓浮沉长短滑涩也。”

《难经·八难》：“寸口脉平而死者，何谓也？

然：诸十二经脉者，皆系于生气之原。所谓生气之原者，谓十二经之根本也，谓肾间动气也。此五藏六府之本，十二经脉之根，呼吸之门，三焦之原，一名守邪之神。故气者，人之根本也，根绝则茎叶枯矣。寸口脉平而死者，生气独绝于内也。”

《难经·十三难》：“五藏有五色，皆见于面，亦当与寸口尺内相应”，“五藏各有声色臭味，当与寸口尺内相应，其不相应者病也。”

《难经·二十三难》：“别络十五，皆因其原，如环无端，转相溉灌，朝于寸口、人迎，以处百病，而决死生也”；“寸口、人迎，阴阳之气通于朝，使如环无端，故曰始也。”

《难经·六十一难》：“切脉而知之者，诊其寸口，视其虚实，以知其病。”

《难经·八十一难》：“经言无实实虚虚，损不足而益有余，是寸口脉耶？将病自有虚实耶？其损益奈何？然：是病非谓寸口脉也，谓病自有虚实也。”

据钱超尘先生考证，《伤寒论》一书，成书于公元202～203年，与《难经》的成书年代极为相近。现将《伤寒论》中涉及寸口脉的条文摘录如下。

《伤寒论》30条：“寸口脉浮而大，浮为风，大为虚。风则生微热，虚则两胫挛。”

《伤寒论》108条：“伤寒腹满谵语，寸口脉浮而紧，此肝乘脾也，名曰纵，刺其门。”

《伤寒论》356条：“伤寒六七日，大下后，寸脉沉而迟，手足厥逆，下部脉不至，喉咽不利，唾脓血，泄利不止者，为难治。”

《伤寒论》362条：“下利，寸脉反浮数，尺中自涩者，必圊脓血。”

《金匮要略》为东汉之书，其中亦多载寸口之说。

《金匮要略·脏腑经络先后病脉证第一》：“寸口脉动者，因其旺时而动”；“寸脉沉大而滑，沉则为实，滑则为气，实气相搏，血气入脏即死，入腑即愈。”

《金匮要略·中风历节病脉证并治第五》：“寸口脉浮而紧，紧则为寒，浮则为虚”；“寸口脉迟而缓，迟则为寒，缓则为虚”；“寸口脉沉而弱，沉即主骨，弱即主筋，沉即为肾，弱即为肝。”

《金匮要略·血痹虚劳病脉证并治第六》：“血痹病从何得之？师曰：夫尊荣人骨弱肌肤盛，重因疲劳汗出，卧不时动摇，加被微风，遂得之。但以脉自微涩，在寸口关上小紧，宜针引阳气，令脉和紧去则愈。”“血痹阴阳俱微，寸口关上微，尺中小紧，外证身体不仁，如风痹状，黄芪桂枝五物汤主之。”

《金匮要略·肺痿肺痈咳嗽上气病脉证治第七》：“寸口脉

数，其人咳，口中反有浊唾涎沫者何?”“寸口脉微而数，微则为风，数则为热；微则汗出，数则恶寒。”

《金匮要略·胸痹心痛短气病脉证治第九》：“胸痹之病，喘息咳唾，胸背痛，短气，寸口脉沉而迟，关上小紧数，栝蒌薤白白酒汤主之。”

《金匮要略·腹满寒疝宿食病脉证治第十》：“寸口脉弦者，即胁下拘急而痛，其人啬啬恶寒也。”

《金匮要略·五脏风寒积聚病脉证并治第十一》：“寸口，积在胸中；微出寸口，积在喉中。”

《金匮要略·痰饮咳嗽病脉证并治第十二》：“青龙汤下已，多唾口燥，寸脉沉，尺脉微，手足厥逆。”

《金匮要略·消渴小便不利淋病脉证并治第十三》：“寸口脉浮而迟，浮即为虚，迟即为劳；虚则卫气不足，劳则营气竭。”

《金匮要略·水气病脉证并治第十四》：“寸口脉沉滑者，中有水气。面目肿大，有热，名曰风水”；“寸口脉浮而迟，浮脉则热，迟脉则潜，热潜相搏，名曰沉”；“寸口脉弦而紧，弦则卫气不行，即恶寒”；“寸口脉沉而迟，沉则为水，迟则为寒，寒水相搏”；“寸口脉沉而紧，沉为水，紧为寒，沉紧相搏，结在关元”；“寸口脉迟而涩，迟则为寒，涩为血不足。”

《金匮要略·黄疸病脉证并治第十五》：“寸口脉浮而缓，浮则为风，缓则为痹。”

《金匮要略·惊悸吐衄下血胸满瘀血病脉证治第十六》：“寸口脉动而弱，动即为惊，弱则为悸”；“寸口脉弦而大，弦则为减，大则为芤，减则为寒，芤则为虚。”

《金匮要略·呕吐哕下利病脉证治第十七》：“寸口脉微而数，微则无气，无气则营虚，营虚则血不足，血不足则胸中冷”；“下利、寸脉反浮数，尺中自涩者，必圊脓血。”

通过上述引录，可知“寸口”一词，在东汉时使用之普遍。

"寸口"一词的来源：

"寸口"一词，是汉时通语，盛行于东汉。《说文》："人手却一寸动脉谓之寸口。"《脉经》："从鱼际至高骨，却行一寸，其中名曰寸口。"《难经·一难》："寸口者，脉之大会，手太阴之脉动也。"

"寸口"之"寸"，本为"肘"字。与长短尺寸之"寸"无涉。"肘"脱为"寸"，后人即沿称其为"寸"了。在袖口处之肘口，有桡动脉之跳动，所以古人因其所处部位而称其为"肘口"，因其字形之脱而成了"寸口"。肘口手腕部之诊脉部位使用方面，所以东汉时诊肘口之脉十分盛行，也就是"寸口"诊脉法很普通。

马王堆出土之西汉帛书《五十二病方·脉法》："气出胎（郄）与肘"。"气"指脉气。脉气出肘，即指肘口有脉动之象。这是最早认识肘口动脉的记载。"郄"，王冰在《素问·刺腰痛篇》解释说："膝后两傍，大筋双上，股之后，两筋之间，横纹之处，努肉高起，则郄中分也，古《中诰》以腘中为太阳之郄。"我们认为王冰此解不适合用于此处。此处的"胎（郄）"与"肘"是对举而言的。"肘"指"肘口"之动脉，即今称之为"寸口"之动脉。"胎"指胫下端足背处之趺阳动脉。这是古人最常用的两个诊脉部位。一在袖口处，一在足踝处，使用起来均较方便，触手可得。所以被古人所习用。

《说文·肉部》："肘，臂节也"。徐锴系传："寸口手腕动脉处也。"《礼记·深衣》"袂之长短，反诎之及肘"。郑玄注："肘，或为腕"。古人"肘口"又叫"腕口"，正指手腕处肘之边缘。

肘口正处于袖口之处，所以古人又称其为"袖口"。《史记·扁鹊仓公列传》载淳于意之《诊籍》："切其脉时，右口气急，脉无五藏气。右口脉大而数，数者中下热而涌"；"右脉口气至紧小，见瘕气也。”这里的“右”，正“袖”字之音转。“右口”，即“袖口”，所以《诊籍》中多见“右口”。由此，则“袖口”之称与“肘口”之称一样，在“寸口”之前。

《说文·衣部》：“袖，袂也。”《慧琳音义·卷四》注引《考声》：“袖，衣袂端也。”《诗·羔裘》孔颖达疏：“袂是袖之大名，袪是袖头之小称。”左民安《细说汉字》认为“寸”即“手”字。他说：“‘寸’字在甲骨文和金文中作偏旁时，与‘又’（手）字并没有什么区别。你看甲骨文和金文的形体就是‘手（又）’形”。由此，则“寸口”即“手口”、“手腕边”之义了。

《难经》寸口诊脉部位本指两部，而不是寸关尺三部。

《难经·二难》：“从关至尺，是尺内，阴之所治也；从关至鱼际，是寸口内，阳之所治也。”

“关”，在此是“边”、“界”义。与“寸口”之“口”互文同义，均指“边”义。“寸口”本为“肘口”，即“肘边”、“肘端”之义。《大戴礼记·主言》王聘珍注：“关者，界上之门。”《说菀·说丛》：“口者，关也。”是“关”、“口”本同义。此“关”，指桡骨茎突处。从此边关或边口处向内至尺肤处，属阴，所以说“阴之所治也”。外阳内阴。从此边关向外至鱼际，属阳，所以说“阳之所治也”。“治”有“主”义。《素问·水热穴论》张志聪注：“治，主也。”因此分为两部。一个叫“尺内”，一个叫“寸口内”。一为阴部，一为阳部，并无“关”部之说。

《素问·二难》又说：“故分寸为尺，分尺为寸。故阴得尺内一寸，阳得寸内九分。尺寸终始，一寸九分。故曰尺寸也。”

“分”，“辨别”义；“为”，“知”义。“分寸为尺，分尺为寸”，即“辨别寸部即知道尺部，辨别尺部即知道寸部”之义。《吕览·仲夏》高诱注：“分，别也。”《礼记·曲礼》郑玄注：

“分、辨，皆别也。”“为”、“是”、“视”古通。“视”有“明”、“知”义。《助字辨略》：“为犹是也”，《群经平议·论语》俞樾按：“‘是’，当为‘视’。”《广雅》：“视，明也。”这里仍然是“寸”和“尺”两部。寸指寸口部，尺指尺肤部，不存在关部。下文“阴得尺内一寸，阳得寸内九分。”“得”，“是”、“在”义。“内”，“中”义。即“尺部属阴之脉在尺中一寸，寸口部属阳之脉在寸口中九分”义。

《难经·十三难》：“五藏有色，皆见于面，亦当与寸口尺内相应”；“五藏各有声色臭味，当与寸口尺内相应。其不相应者病也。”此亦只有“寸口”、“尺内”两个诊脉部位。

《难经·十八难》：“脉有三部九候，各何主之？然：三部者，寸关尺也；九候者，浮中沉也。上部法天，主胸以上至头之有疾也；中部法人，主膈以下至脐之有疾也；下部法地，主脐以下至足之有疾也。”

此节虽有“寸关尺”之说，但注家多认为有误。郭霭春等《八十一难经集解》引谢氏：“此一节，当是十六难中答辞，错简在此。”又说：“此下二节，俱不相蒙，疑它经错简。”

此节上文云：“脉有三部，部有四经。手有太阴、阳明，足有太阳、少阴，为上下部。”此明指寸口与趺阳上下两部之诊脉部位。任锡庚：“三部者，不可直作寸关尺看也。”

《素问·三部九候论》：“何谓三部？岐伯曰：有下部、有中部、有上部。部有三候。三候者，有天有地有人也。必指而导之，乃以为真。上部天，两额之动脉；上部地，两颊之动脉；上部人，耳前之动脉。中部天，手太阴也；中部地，手阳明也；中部人，手少阴也。下部天，足厥阴也；下部地，是少阴也；下部人，是太阴也。”

此三部指上、中、下部，并非指寸口分为寸关尺三部，且义例与《难经·十八难》“上部法天，主胸以上至头之有疾也；中部法人，主膈以下至脐之有疾也；下部法地，主脐以下至足之有疾也”相合。

概言上中下三部之脉，指人迎、寸口、趺阳之三动脉。这是汉时最常用的三个诊脉部位，并常相互对照应用。《金匮要略·中风历节病脉证并治第五》：“寸口脉沉而弱，沉即主骨，弱即主筋，沉即为肾，弱即为肝”；“趺阳脉浮而滑，滑则谷气实，浮则汗自出”；《金匮要略·腹满寒疝宿食病脉证治第十》：“趺阳脉微弦，法当腹满，不满者必便难，两胠疼痛，此虚寒从下上也，当与温药服之”；“寸口脉弦者，即胁下拘急而痛，其人啬啬恶寒也”；《金匮要略·消渴小便不利淋病脉证并治第十三》：“寸口脉浮而迟，浮即为虚，迟即为劳；虚则卫气不足，劳则营气竭。趺阳脉浮而数，浮即为气，数即消谷而大坚，气盛则溲数，溲数即坚，坚数相搏，即为消渴。”

《难经·二十三难》：“别络十五，皆因其原，如环无端，转相灌溉，朝于寸口、人迎，以处百病，而决死生也”；“寸口、人迎，阴阳之气，通于朝使，如环无端，故曰始也。”

《素问·六节藏象论》：“人迎一盛，病在少阳；二盛病在太阳，三盛病在阳明；四盛已上为格阳。寸口一盛，病在厥阴，二盛病在少阴，三盛病在太阴；四盛已上为关阴。人迎与寸口俱盛四倍已上为关格。”

由上可知，古人常将颈侧之人迎脉或足背之趺阳脉与手腕处之寸口脉相对比，以此来诊断疾病。

至于将上、中、下三部之动脉再细分为九候之动脉，则各家之说不同。如张景岳认为上部天指额厌之处，吴崑认为在太阳穴处，马莳则认为是瞳子髎、听会等处；上部地，王冰认为是巨髎处，张琦认为是地仓、大迎处；上部人，吴崑说是耳门处，张景岳说是和髎处；中部天，王冰、马莳认为是经渠处，张志聪、张琦认为是手寸口处等。

总之，三部也好，九候也好，都没有指出手腕部之寸口分为寸关尺三部之说。

东汉时之诊脉部位“关”有两种含义：

第一种含义，与“寸口”同义。即互文同义，所指为一。我们前面说过，“关”与“口”同义，均有“边”、“界”的含义。“寸口”，即古之“肘口”、肘边之义，也可以说其为肘关、肘关口之义。我们可以从东汉时的具体论述中找到一些证明。

寸、关联用：《金匮要略·血痹虚劳病脉证并治第六》：“血痹病从何得之？师曰：夫尊荣人骨弱肌肤盛，重因疲劳汗出，卧不时动摇，加被微风，遂得之。但以脉自微涩，在寸口关上小紧，宜针引阳气，血脉和紧去则愈”、“血痹阴阳俱微，寸口关上微，尺中小紧，外证身体不仁，如风痹状，黄芪桂枝五物汤主之。”

这里寸口与关上联用，实际上指寸口部。因为东汉时手腕部之两个诊脉部位，即寸口、尺内，常对举使用，而不涉“关”部。本节中之“寸口关上微，尺中小紧”即是。《难经·十三难》：“五藏有色，皆见于面，亦当与寸口、尺内相应”；“五藏各有声色臭味，当与寸口尺内相应。其不相应者病也。”《金匮要略·腹满寒疝宿食病脉证治第十》：“寸口脉浮而大，按之反涩，尺中亦微而涩，故知有宿食”，《金匮要略·痰饮咳嗽病脉证并治第十二》：“青龙汤下已，多唾口燥，寸脉沉，尺脉微，手足厥逆，气从少腹上冲胸咽。”是手腕部本有寸、尺二部，而无关部，所以其寸口与关上为互词同义，所指为一。

第二种含义，“关上”，指足背处之趺阳动脉。前面说过，“寸口”之“寸”，为“肘”之脱。“肘”古又与“胕”通，“胕”通“趺”，指足背。《庄子·至乐》陆德明释文：“‘肘’，司马本作‘胕’，云：胕，足上也。”《希麟音义·卷四》注：“趺，足面上也。”《广韵》：“‘趺’同‘跗’。”《仪礼·古丧礼》郑玄注："跗，足上也。"《素问·评热病论》张志聪注："胕，足胕也。"是胕、趺、跗古并通，均指足背之处。足背处之动脉叫趺阳，或趺上，且"胕"又与"肘"通。"关"，或为"踝"之音转。足踝在胫骨下端边缘，古人或将其称为"足关"。《说文·足部》："踝，足踝也。"趺阳脉在足背上，也在踝之上，"踝上"音转为"关上"。这也是寸口不叫"上"而关却每叫"关上"的缘故。因为"关脉"（即趺阳脉或踝上脉）在足背之上。又因"胕"与"肘"通，所以"关上"又被误用在了"肘口"（寸口）上，与寸口脉互文同义。此义已在关脉的第一种含义中论述。

下面看一些实际的例子：

《伤寒论》128 条："病有结胸，有藏结，其状如何？答曰：按之痛，寸脉浮，关脉沉，名曰结胸也。"

一寸之中，不当浮沉截然相反。此"关脉"，当指"关上脉"，即趺阳脉。东汉时寸口诊脉法因其使用最方便而最常用。《难经·一难》："十二经皆有动脉，独取寸口，以决五藏六腑死生吉凶之法"。但是，在东汉时，除寸口诊脉外，还常对举使用人迎、趺阳、尺内之部位。最常见的三种对举应用法是：人迎与寸口对举应用、寸口与尺内对举应用、寸口与趺阳对举应用。而寸、关对举使用的例子实际上是不存在的。因为东汉时"关"部本不存在。所以其言"关上"者，一为"寸口"之互词，一指足背之趺阳脉。

《伤寒论》129 条："何谓藏结？答曰：如结胸状，饮食如故，时时下利，寸脉浮，关脉小细沉紧，名曰藏结。"

此"寸脉浮，关脉小细沉紧"二部迥别，"关脉"当指趺阳脉。

《伤寒论》356 条："伤寒六七日，大下后，寸脉沉而迟，手足厥逆，下部脉不至，喉咽不利，唾脓血，泄利不止者，为难治。”

此“下部脉”当为“关脉”之互词。大下后伤胃，所以趺阳脉沉伏不显。《金匮要略·中风历节病脉证并治第五》：“趺阳脉浮而滑，滑则谷气实”，《金匮要略·消渴小便不利淋病脉证并治第十三》：“趺阳脉数，胃中有热。”是趺阳脉与胃气关系密切。

《金匮要略·胸痹心痛短气病脉证治第九》：“胸痹之病，喘息咳唾，胸背痛，短气，寸口脉沉而迟，关上小紧数，栝蒌薤白白酒汤主之。”

此一迟一数，反差明显。“关上”当指趺阳脉。

《金匮要略·五藏风寒积聚病脉证并治第十一》：“寸口，积在胸中，微出寸口，积在喉中；关上，积在脐旁，上关上，积在心下，微下关，积在少腹。”

《难经·十八难》：“下部法地，主脐以下至足之有疾也。”此云“关上，积在脐旁”，正与十八难之下部脉合。下部脉指趺阳脉，此“关上”即足背上之趺阳脉。“微出”与“上”，均指浮脉义。“微下”指微沉义。

《伤寒论》120 条：“太阳病，当恶寒发热，今自汗出，反不恶寒发热，关上脉细数者，以医吐之过也。”

此“关上脉”，指足背之趺阳脉。趺阳脉与胃气关系密切。此大吐伤胃气，所以趺阳脉当细数。《金匮要略·水气病脉证并治》：“趺阳脉伏，水谷不化。”《金匮要略·黄疸病脉证并治》：“趺阳脉紧为伤脾”。是趺阳与脾胃之气关系至密。

2. 中风、伤寒

“中风”、“伤寒”，为东汉时之医学术语。《史记·扁鹊仓公列传》：“齐王太后病，召臣意入诊脉。曰：‘风瘅客脬，难于大小溲，溺赤”、“所以知赵章之病者，臣意切其脉，脉来滑，是内风气也”、“所以知济北王病者，臣意切其脉时，风气也”、

“病见寒气则遗溺，使人腹肿”、“济北王侍者韩女病腰背痛、寒热，众医皆以为寒热也”、“临菑汜里女子薄吾病甚，众医皆以为寒热笃”、“齐淳于司马病，臣意切其脉，告曰：当病迵风。”是西汉时有“风痹”、“风气”、“寒气”、“寒热”、“迵（痛）风”等词，而无“中风”、“伤寒”之术语。

《难经·四十九难》：“有中风，有伤暑，有饮食劳倦，有伤寒，有中湿。此谓之五邪。”

“何以知中风得之？……其病身热，胁下满痛。其脉浮大而弦。”

“何以知伤寒得之？……其病身热，洒洒恶寒，甚则喘咳，其脉浮大而涩。”

《难经·五十八难》：“伤寒有几？其脉有变不？然：伤寒有五，有中风，有伤寒，有湿温，有热病，有温病，其所苦各不同。

中风之脉，阳浮而滑，阴濡而弱；湿温之脉，阳浮而弱，阴小而急；伤寒之脉，阴阳俱盛而紧涩；热病之脉，阴阳俱浮，浮之而滑，沉之散涩；温病之脉，行在诸经，不知何经之动也，各随其经所在而取之。

伤寒有汗出而愈，下之而死者；有汗出而死，下之而愈者，何也？然：阳虚阴盛，汗出而愈，下之即死；阳盛阴虚，汗出而死，下之而愈。”

《难经》将外感热性病概称为伤寒，并将其分为中风、伤寒、湿温、热病、温病五种类型。正如《素问·热论》所说：“今夫热病者，皆伤寒之类也。”

《武威汉代医简》：“治伤寒遂风方：付子三分，蜀椒三分，泽写五分，乌喙三分，细辛五分，术五分。凡五物皆治，合方寸匕，酒饮，日三饮。”是东汉之初，已有“伤寒”一语。

《伤寒论》2条：“太阳病，发热汗出，恶风，脉缓者，名为中风。”

《伤寒论》3 条：“太阳病，或已发热，或未发热，必恶寒，体痛，呕逆，脉阴阳俱紧者，名为伤寒。”

《伤寒论》4 条：“伤寒一日，太阳受之，脉若静者，为不传；颇欲吐，若躁烦脉数急者，为传也。”

《伤寒论》5 条：“伤寒二、三日，阳明少阳证不见者，为不传也。”

《伤寒论》29 条：“伤寒，脉浮，自汗出，小便数，心烦，微恶寒，脚挛急，反与桂枝欲攻其表，此误也。”

《伤寒论》38 条：“太阳中风，脉浮紧，发热恶寒，身疼痛，不汗出而烦躁者，大青龙汤主之。”

《伤寒论》41 条：“伤寒，心下有水气，咳而微喘。”

《伤寒论》55 条：“伤寒，脉浮紧，不发汗，因致衄者，麻黄汤主之。”

《伤寒论》56 条：“伤寒，不大便六七日，头痛有热者，与承气汤。”

《伤寒论》57 条：“伤寒发汗，已解。半日许复烦，脉浮数者，可更发汗，宜桂枝汤。”

《伤寒论》101 条：“伤寒中风，有柴胡证，但见一证便是，不必悉具。”

《金匮要略·痉湿暍病脉证治第二》：“伤寒八九日，风湿相搏，身体疼烦，不能自转侧，不呕不渴，脉浮虚而涩者，桂枝附子汤主之。”

《金匮要略·五藏风寒积聚病脉证并治第十一》：“肺中风者，口燥而喘，身运而重，冒而肿胀”、“肝中风者，头目瞤，两胠痛”、“心中风者，翕翕发热，不能起，心中饥，食即呕吐”、“脾中风者，翕翕发热，形如醉人，腹中烦重，皮目瞤瞤而短气。”

《金匮要略·妇人杂病脉证并治第二十二》:“妇人中风,七八日续来寒热,发作有时,经水适断,此为热入血室”、“妇人伤寒发热,经水适来,昼日明了,暮则谵语,如有所见者,此为热入血室”、“妇人中风,发热恶寒,经水适来,得之七八日,热除脉迟,身凉和,胸胁满,如结胸状,谵语者,此为热入血室也。”

由上引录可知,至东汉末年,“中风”、“伤寒”之说大为盛行。

3. 工

将医生称为“工”,是东汉时的事。《难经·十三难》:“经言知一为下工,知二为中工,知三为上工。上工者十全九,中工者十全八,下工者十全六。此之谓也。”《说文·酉部》:“医,治病工也。”

《金匮要略·脏腑经络先后病脉证第一》:“上工治未病,何也?师曰:夫治未病者,见肝之病,知肝传脾,当先实脾,四季脾旺不受邪,即勿补之。中工不晓相传,见肝之病,不解实脾,惟治肝也。”

《周礼·天官》:“医师掌医之政令,聚毒药以共医事。凡邦之有疾病者,疕疡者造焉,则使医分而治之,岁终则稽其医事,以制其食:十全为上,十失一次之,十失二次之,十失三次之,十失四为下。”

这是最早将医生分为“上”、“下”技术差别的记载,但未有“工”字。

《后汉书·华佗传》:“荀彧请曰:‘佗方术实工,人命所悬,宜加全宥’。”“工”在此指“医”义。

《说文·工部》:“工……与‘巫’同意”。《群经平议·周官》俞樾按:“‘巫’,犹‘医’也。是‘巫’、‘医’古得通称。‘巫马’即‘马医’”。

《说文》成书于公元121年，正值东汉中期，是此时“工”已有“医”义。

4. 痞

“痞”，为东汉时之病症术语。指胃脘闭滞不适、疼痛之证。字通“否”，又作“痦”。

《说文·疒部》：“痞，痛也”，徐锴系传：“痞，又病结也”。《广韵·旨韵》：“痞，腹内结痛”。《说文通训定声》：“痞，腹内结滞而痛”，又“字亦作‘痦’”。《广雅·释言》王念孙疏：“‘痞’，字或作‘痦’，通作‘否’”。《汉书·薛宣传》颜师古注：“‘否’，闭也”。《诗·何人斯》郑玄笺：“否，不通也”。《素问·五常政大论》张志聪注：“否者，脾病于中，而上下之气不交也。”

《难经·五十六难》：“脾之积，名曰痞气，在胃脘，覆大如盘，久不愈，令人四肢不收，发黄疸，饮食不为肌肤。”这里指出“痞”为脾胃之病症。

《伤寒论》154条：“心下痞，按之濡，其脉关上浮者，大黄黄连泻心汤主之。”

《伤寒论》151条：“脉浮而紧，而复下之，紧反入里则作痞。按之自濡，但气痞耳。”

《伤寒论》149条：“但满而不痛者，此为痞，柴胡不中与之，宜半夏泻心汤。”

此痞有以腹软为特征者。

《伤寒论》152条：“太阳中风，下利呕逆，表解者，乃可攻之。其人漐漐汗出，发作有时，头痛，心下痞硬满，引胁下痛，干呕短气，汗出不恶寒者，此表解里未和也。十枣汤主之。”

此痞有腹硬实证者。

《伤寒论》158条：“伤寒中风，医反下之，其人下利日数十行，谷不化，腹中雷鸣，心下痞硬而满，干呕，心烦不得安。医见心下痞，谓病不尽，复下之，其痞益甚。此非结热，但以胃中虚，客气上逆，故使硬也。甘草泻心汤主之。”

此痞有腹硬虚证者。

《伤寒论》153条：“太阳病，医发汗，遂发热恶寒，因复下之，心下痞，表里俱虚。”

《伤寒论》160条：“伤寒吐下后，发汗，虚烦，脉甚微，八九日心下痞硬，胁下痛，气上冲咽喉，眩冒。”

《伤寒论》161条：“伤寒发汗，若吐，若下，解后，心下痞硬，噫气不除者，旋覆代赭汤主之。”

《伤寒论》163条：“太阳病，外证未除，而数下之，遂协热而利，利下不止，心下痞硬。”

《伤寒论》164条：“伤寒大下后，复发汗，心下痞。”

此汗、吐、下后脾胃气伤所致之痞证。

《金匮要略·胸痹心痛短气病脉证治第九》：“心中痞，诸逆心悬痛，桂枝生姜枳实汤主之。”

《金匮要略·痰饮咳嗽病脉证并治第十二》：“膈间支饮，其人喘满，心下痞坚，面色黧黑，其脉沉紧，得之数十日，医吐之不愈，木防己汤主之。”

由上可知，“痞”在东汉使用之广泛。

5. 伏梁

“伏梁”，也是东汉之病名。

《难经·五十六难》：“心之积，名曰伏梁，起齐上，大如臂，上至心下，久不愈，令人病烦心。”

《武威汉代医简》为东汉之医简。其中有伏梁之记载：“治伏梁裹脓在胃肠之外，方：大黄、芩、芍药各一两，消石二两，桂一尺，桑卑肖十四枚，䗪虫三枚。凡七物，皆㕮咀，渍以淳酒五升，卒时煮之三。”

《素问·腹中论》：“病有少腹盛，上下左右皆有根，此为何病？可治不？岐伯曰：病名曰伏梁。帝曰：伏梁何因得之？岐伯曰：裹大脓血，居肠胃之外，不可治，治之每切，按之致死。帝曰：何以然？岐伯曰：此下则因阴，必下脓血，上则迫胃脘，生鬲，侠胃脘内痈，此久病也，难治。居齐上为逆，居齐下为从，勿动亟夺，论在《刺法》中。

帝曰：人有身体髀股䯒皆肿，环齐而痛，是为何病？岐伯曰：病名伏梁，此风根也。其气溢于大肠而著于肓，肓之原在脐下，故环齐而痛也。不可动之，动之为水溺涩之病。”

6. 汗、下

汗、吐、下三法，为东汉时治病最常用的三种方法，尤其是汗、下二法，更为常用。我们在西汉时的《五十二病方》和《史记·扁鹊仓公列传》中，很少见到明显的汗、下之法，而在东汉时的《伤寒论》《金匮要略》中却比比皆是。

《难经·五十八难》：“伤寒有汗出而愈，下之而死者；有汗出而死，下之而愈者，何也？然：阳虚阴盛，汗出而愈，下之即死；阳盛阴虚，汗出而死，下之而愈。”

《伤寒论》15 条：“太阳病，下之后，其气上冲者，可与桂枝汤。”

《伤寒论》16 条：“太阳病三日，已发汗，若吐，若下，若温针，仍不解者，此为坏病，桂枝不中与之也。”

《伤寒论》20 条：“太阳病，发汗，遂漏不止，其人恶风，小便难，四肢微急，难以屈伸者，桂枝加附子汤主之。”

《伤寒论》45 条：“太阳病，先发汗，不解，而复下之，脉浮者不愈。浮为在外，而反下之，故令不愈。”

《伤寒论》49 条：“脉浮数者，法当汗出而愈，若下之，身重，心中悸者，不可发汗。”

《伤寒论》57条："伤寒发汗，已解。半日许复烦，脉浮数者，可更发汗，宜桂枝汤。"

《伤寒论》60条："下之后，复发汗，必振寒，脉微细。所以然者，以内外俱虚故也。"

《金匮要略·藏腑经络先后病脉证第一》："医下之，续得下利清谷不止，身体疼痛者，急当救里。"

《金匮要略·痉湿暍病脉证治第二》："太阳病，发汗太多，因致痉"。"夫风病下之则痉，复发汗，必拘急"。"疮家虽身疼痛，不可发汗，汗出则痉。"

《金匮要略·百合狐惑阴阳毒病脉证治第三》："百合病发汗后者，百合知母汤主之。"

7. 贲豚

《难经·五十六难》："肾之积，名曰贲豚。发于少腹，上至心下，若豚状，或上或下无时，久不已，令人喘逆，骨痿少气。"

《史记·老子韩非列传》张守节正义："豚，小猪"。注家多解作其症状如小猪之奔走不定，故云"贲豚"。奔豚，是东汉时产生的病名。

这里的"豚"，是"痛"之音转。"贲豚"即"奔痛"。其疼痛上下不定，所以叫"奔痛"。

《史记·扁鹊仓公列传》："齐郎中令循病，众医皆以为蹷人（入）中，而刺之。臣意诊之，曰：涌疝也，令人不得前后溲。""涌"为"痛"之音转。"涌疝"，即"痛疝"。

《素问·骨空论》："督脉为病……从少腹上冲心而痛，不得前后，为冲疝"。"冲"亦为"痛"之音转。"冲疝"，即"痛疝"。

日·丹波元简认为"涌疝"（痛疝）、"冲疝"（痛疝）均即"贲豚"病。

《金匮要略·奔豚气病脉证治第八》：“病有奔豚，有吐脓，有惊怖，有火邪，此四部病，皆从惊发得之。

师曰：奔豚病，气从少腹起，上冲咽喉，发作欲死，复还止，皆从惊恐得之。

奔豚气上冲胸，腹痛，往来寒热，奔豚汤主之。

发汗后，烧针令其汗，针处被寒，核起而赤者，必发奔豚，气从少腹上至心，灸其核上各一壮，与桂枝加桂汤主之。

发汗后，脐下悸者，欲作奔豚，茯苓桂枝甘草大枣汤主之”。

8. 洒洒

“洒洒”，是东汉时最常用的形容词，用来形容发热恶寒症。

《难经·四十九难》：“何以知伤寒得之……其病身热，洒洒恶寒，甚则喘咳，其脉浮大而涩。”

《难经·十六难》：“其病喘咳，洒淅寒热。”

《伤寒论》12 条：“太阳中风，阳浮而阴弱。阳浮者，热自发；阴弱者，汗自出。啬啬恶寒，淅淅恶风，翕翕发热，鼻鸣干呕者，桂枝汤主之。”

《伤寒论》168 条：“伤寒，若吐，若下后，七八日不解，热结在里，表里俱热，时时恶风，大渴，舌上干燥而烦。”

《金匮要略·痉湿暍病脉证治第二》：“太阳中暍，发热恶寒，身重而疼痛，其脉弦细芤迟，小便已，洒洒然毛耸，手足逆冷，小有劳，身即热。”

《金匮要略·百合狐惑阴阳毒病脉证治第三》：“若溺时头不痛，淅然者，四十日愈。”

《金匮要略·五藏风寒积聚病脉证并治第十一》：“脾中风者，翕翕发热，形如醉人，腹中烦重，皮目瞤瞤短气。”

《金匮要略·痰饮咳嗽病脉证并治第十二》：“其面翕热如醉

状。”

洒洒、啬啬、淅淅、翕翕均互文同义。“时时”，为“淅淅”之音转。

《素问·诊要经终论》王冰注：“洒洒，寒貌”，《素问·调经论》王冰注：“洒淅，寒貌也”。《管子·国蓄》尹知章注：“啬，敛也”。恶寒时皮肤紧缩收敛，所以说“啬啬”。《广雅·释诂》：“淅，洒也”。《荀子·议兵》杨倞注：“翕，敛也。”

第二节 《难经》早于《素问》

一、《难经·十五难》：“春脉微弦曰平，弦多胃气少，曰病。但弦无胃气，曰死。春以胃气为本。”

“夏脉微钩曰平。钩多胃气少，曰病。但钩无胃气，曰死。夏以胃气为本。”

“秋脉微毛曰平。毛多胃气少，曰病。但毛无胃气曰死。秋以胃气为本。”

“冬脉微石曰平。石多胃气少，曰病。但石无胃气曰死。冬以胃气为本。”

《素问·平人气象论》：“春胃微弦曰平。弦多胃少曰肝病，但弦无胃曰死。胃而有毛曰秋病，毛甚曰今病。藏真散于肝，肝藏筋膜之气也。

夏胃微钩曰平。钩多胃少曰心病，但钩无胃曰死。胃而有石曰冬病，石甚曰今病。藏真通于心，心藏血脉之气也。

长夏胃微耎弱曰平。弱多胃少曰脾病，但代无胃曰死。耎弱有石曰冬病，弱甚曰今病。藏真濡于脾，脾藏肌肉之气也。

秋胃微毛曰平。毛多胃少曰肺病，但毛无胃曰死。毛而有弦曰春病，弦甚曰今病。藏真高于肺，以行荣卫阴阳也。

冬胃微石曰平。石多胃少曰肾病，但石无胃曰死。石而有钩曰夏病，钩甚曰今病。藏真下于肾，肾藏骨髓之气也。”

比较《难经·十五难》与《素问·平人气象论》，有四点明显不同。

1.《难经·十五难》“春脉微弦曰平”、“夏脉微钩曰平”、“秋脉微毛曰平”、“冬脉微石曰平”等之“脉”字，《素问·平人气象论》变成了“胃”字。也就是说，此“胃”字是“脉”字的音转或通假字。这说明《素问·平人气象论》在引录《难经·十五难》时发生了通假字。

2.《素问·平人气象论》比《难经·十五难》多出了“长夏”一条，即由《难经·十五难》的春、夏、秋、冬四时脉象，变成了春、夏、长夏、秋、冬五季之脉。这是在《难经·十五难》基础上的补充和发挥。所以我们认为其时在后。

“长夏”一词，起源在东汉以后。在《难经》时，尚无“长夏”之说。而《素问》中却屡见“长夏”之说，说明其晚于《难经》。如《素问·金匮真言论》：“长夏不病洞泄寒中”，《素问·藏气法时论》：“病在心，愈在长夏……持于夏，起于长夏”。《素问·四时刺逆从论》：“春气在经脉，夏气在孙络，长夏气在肌肉，秋气在皮肤，冬气在骨髓中”。《素问·六节藏象论》：“春胜长夏，长夏胜冬。”

《左传·昭公元年》：“天有六气……分为四时”。是战国末无五季之说。《吕氏春秋·季春纪》：“天生阴阳、寒暑、燥湿，四时之化，万物之变。”是西汉也无五季长夏之说。《周礼》《尔雅》《方言》等均不载“长夏”一词，是东汉及其前无“长夏”之说。

长夏，指农历六月。《礼记·月令》将六月称为“溽暑”。至三国·魏·何晏《景福殿赋》时仍称六月为“溽暑”。

《难经·七十四难》：“经言春刺井，夏刺荥，季夏刺俞”“季夏刺俞者，邪在脾。”

此“季夏”之称，早于“长夏”。

3. 在《难经·十五难》“弦多胃气少曰病”、“钩多胃气少曰病”等的基础上，《素问·平人气象论》在“病”前加上了“肝”、“心”、“脾”、“肺”、“肾”等字。将病与具体脏腑联系了起来。由于五脏有五个，而四时却为四个，难以配合，所以增加了“长夏”一条以配合五脏之数。我们认为这是一种补充与发挥，其时间当在后。

4. 增加了反时之脉。如春时见秋脉，夏时见冬脉，秋时见春脉，冬时见夏脉等。这也属一种补充，反映出其时间在后。

二、《难经·十五难》：“春脉弦，反者为病。何谓反？然：其气来实强，是谓太过，病在外；气来虚微，是谓不及，病在内。”

“夏脉钩，反者为病。何谓反？然：其气来实强，是谓太过，病在外；气来虚微，是谓不及，病在内。”

“秋脉毛，反者为病。何谓反？然：其气来实强，是谓太过，病在外；气来虚微，是谓不及，病在内。”

“冬脉石，反者为病。何谓反？然：其气来实强，是谓太过，病在外；气来虚微，是谓不及，病在内。”

“春脉弦者，肝，东方木也，万物始生，未有枝叶，故其脉之来，濡弱而长，故曰弦。

夏脉钩者，心，南方火也，万物之所盛，垂枝布叶，皆下曲如钩，故其脉之来疾去迟，故曰钩。

秋脉毛者，肺，西方金也，万物之所终，草木华叶，皆秋而落，其枝独在，若毫毛也，故其脉之来，轻虚以浮，故曰毛。

冬脉石者，肾，北方水也，万物之所藏也，盛冬之时，水凝如石，故其脉之来，沉濡而滑，故曰石。”

《素问·玉机真藏论》：“春脉如弦，何如而弦？岐伯对曰：春脉者肝也，东方木也，万物之所始生也，故其气来，耎弱轻虚而滑，端直以长，故曰弦。反此者病。帝曰：何如而反？岐伯曰：其气来实而强，此谓太过，病在外；其气来不实而微，此谓不及，病在中。帝曰：春脉太过与不及，其病皆何如？岐伯曰：太过则令人善忘，忽忽眩冒而巅疾；其不及，则令人胸痛引背，下则两胁胠满。”

“夏脉如钩，何如而钩？岐伯曰：夏脉者，心也，南方火也，万物之所以盛长也，故其气来盛去衰，故曰钩。反此者病。帝曰：何如而反？岐伯曰：其气来盛去亦盛，此谓太过，病在外；其气来不盛去反盛，此谓不及，病在中。帝曰：夏脉太过与不及，其病皆何如？岐伯曰：太过则令人身热而肤痛，为浸淫；其不及则令人烦心，上见咳唾，下为气泄。”

“秋脉如浮，何如而浮？岐伯曰：秋脉者，肺也，西方金也，万物之所以收成也。故其气来，轻虚以浮，来急去散，故曰浮。反此者病。帝曰：何如而反？岐伯曰：其气来，毛而中央坚，两傍虚，此谓太过，病在外；其气来，毛而微，此谓不及，病在中。帝曰：秋脉太过与不及，其病皆何如？岐伯曰：太过则令人逆气而背痛，愠愠然；其不及，则令人喘，呼吸少气而咳，上气见血，下闻病音。”

“冬脉如营，何如而营？岐伯曰：冬脉者，肾也，北方水也，万物之所以合藏也。故其气来沉以搏，故曰营。反此者病。帝曰：何如而反？岐伯曰：其气来如弹石者，此谓太过，病在外；其去如数者，此谓不及，病在中。帝曰：冬脉太过与不及，其病皆何如？岐伯曰：太过则令人解㑊，脊脉痛而少气不欲言；其不及，则令人心悬如病饥，䏚中清，脊中痛，少腹满，小便变。”

《难经·十五难》与《素问·玉机真藏论》之文比较：

1. 内容扩充

四时之病脉，《难经·十五难》只有“其气来实强，是谓太过，病在外；气来虚微，是谓不及，病在内”之论述，仅概括病证之内外及脉象之太过与不及。《素问·玉机真藏论》却补充了四时脉太过与不及的具体病状。如“太过则令人善忘，忽忽眩冒而巅疾；其不及，则令人胸痛引背，下则两胁胠满。”

脉象的具体形容词增加：如《难经·十五难》：“故其脉之来，濡弱而长，故曰弦”，《素问·玉机真藏论》：“故其气来，耎弱轻虚而滑，端直以长，故曰弦”；《难经·十五难》：“故其脉之来，轻虚以浮，故曰毛”，《素问·玉机真藏论》：“故其气来，轻虚以浮，来急去散，故曰浮”；《难经·十五难》：“其气来实强，是谓太过，病在外”。《素问·玉机真藏论》：“其气来，毛而中央坚，两傍虚，此谓太过，病在外。”

2. 义近易字

《难经·十五难》：“其气来实强，是谓太过”。“是谓太过”，《素问·玉机真藏论》作“此谓太过”。“是”易作“此”。

《难经·十五难》：“气来虚微，是谓不及，病在内”。“内”，《素问·玉机真藏论》均易作“中”。

《难经·十五难》：“夏脉钩者……故其脉之来疾去迟，故曰钩。”“来疾去迟”，《素问·玉机真藏论》根据著者当时理解之义，换成了“来盛去衰”。

《难经·十五难》：“秋脉毛，反者为病”。“毛”，《素问·玉机真藏论》易作“浮”。

《难经·十五难》：“冬脉石，反者为病”。“石”，《素问·玉机真藏论》易作“营”。“石”有沉潜之义，“营”有隐藏之义。因义近而易其字。《家语·问礼》注：“掘地而居谓之营窟”。是“营”有隐藏义。

3. 通假字

《难经·十五难》：“春脉弦者……故其脉之来，濡弱而长，故曰弦”。“脉”，《素问·玉机真藏论》音转为“气”。下文

“其脉之来疾去迟”、“其脉之来轻虚以浮”、“其脉之来沉濡而滑”等之“脉”，《素问·玉机真藏论》均通假作“气”。

《难经·十五难》：“冬脉石……气来虚微，是谓不及，病在内”。《素问·玉机真藏论》：“其去如数者，此谓不及，病在中”。“气”，《素问·玉机真藏论》假作“去”。观《素问·玉机真藏论》上文春、夏、秋之文，皆作“气”，更可佐证此“去”字为“气”字之通假。

上述的理由，可以说明《素问·玉机真藏论》其篇晚于《难经》。

三、《难经·二难》：“尺寸者，脉之大要会也。从关至尺，是尺内，阴之所治也。从关至鱼际，是寸内，阳之所治也。故分寸为尺，分尺为寸。故阴得尺内一寸，阳得寸内九分，尺寸终始一寸九分，故曰尺寸也。”

“关之前者，阳之动，脉当见九分而浮。”

“关之后者，阴之动也，脉当见一寸而沉。”

《难经·十六难》：“脉有三部九候，有阴阳，有轻重。”

《难经·十八难》：“脉有三部，部有四经。手有太阴、阳明，足有太阳、少阴，为上下部。”

“脉有三部九候，各何所主之？然：三部者，寸关尺也；九候者，浮中沉也。上部法天，主胸以上至头之有疾也；中部法人，主膈以下至齐之有疾也；下部法地，主齐以下至足之有疾也。”

《素问·三部九候论》：“何谓三部？岐伯曰：有下部，有中部，有上部。部各有三候。三候者，有天有地有人也，必指而导之，乃以为真。

上部天，两额之动脉；上部地，两颊之动脉；上部人，耳前之动脉。中部天，手太阴也；中部地，手阳明也；中部人，手少阴也。下部天，足厥阴也；下部地，足少阴也；下部人，足太阴也。故下部之天以候肝，地以候肾，人以候脾胃之气。

帝曰：中部之候奈何？岐伯曰：亦有天，亦有地，亦有人。天以候肺，地以候胸中之气，人以候心。

帝曰：上部以何候之？岐伯曰：亦有天，亦有地，亦有人。天以候头角之气，地以候口齿之气，人以候耳目之气。三部者，各有天，各有地，各有人，三而成天，三而成地，三而成人。三而三之，合则为九。"

《难经·一难》所指的诊脉部位实际上是两部，即寸口、尺内。《难经·十六难》有问无答。《难经·十八难》之"三部九候"，注家认为有错易，且据十八难上下文，其"三部"不当指"寸、关、尺"，而应指"上、中、下"三部。这些前面已经说过。

《素问·三部九候论》专设篇章，论三部九候，较《难经》之有名无实，实是一种发展和进步。据此，我们认为《素问》在《难经》之后。

四、《难经·五十六难》："心之积，名曰伏梁。起齐下，大如臂，上至心下。久不愈，令人病烦心。"

《素问·腹中论》："帝曰：病有少腹盛，上下左右皆有根。此为何病？可治不？岐伯曰，病名曰伏梁。帝曰：伏梁何因而得之？岐伯曰：裹大脓血，居肠胃之外，不可治。治之每切，按之致死。帝曰：何以然？岐伯曰：此下则因阴，必下脓血，上则迫胃脘，生鬲侠胃脘，内痈。此久病也，难治。居齐上为逆，居齐下为从。勿动极夺，论在《刺法》中。

帝曰：人有身体髀股胻皆肿，环齐而痛，是为何病？岐伯曰：病名伏梁。此风根也。其气溢于大肠而著于肓，肓之原在齐下，故环齐而痛也。不可动之，动之为水溺濇之病。"

关于"伏梁"病名的解释，滑寿《难经本义》说："伏梁，伏而不动，如梁木然。"注家多持此说。其实，此解是误解古义，是错误的。

“伏”，为“腹”之假借字。“梁”是“大”、“盛”之义。“腹梁”，即“腹肿大盛满”之义。

《广雅·释鸟》王念孙疏：“‘伏’与‘服’通”，《韩非子·解老》王先慎集解：“‘服’，作‘復’”，李富孙《诗经异文释·卷十》：“‘出入腹我’，《初学记》作‘復我’”。是伏、腹、復古并通之证。

《说文通训定声》：“‘梁’，叚借又为‘勍’”，《说文·力部》：“勍，彊也。”《太玄》司马光集注：“彊，大。”《文选·陈情表》吕向注：“彊，盛也。”《诗·荡》孔颖达疏：“彊梁者，任威使气之貌。”是“彊”与“梁”，互文同义，皆盛大之义。

《难经·五十六难》之“大如臂”之“臂”字，当为“杯”字音转。臂过长，形容腹大不妥。《难经·五十六难》前文有“肝之积，名曰肥气，在左胁下，如覆杯。”可佐证。

“伏梁”，为腹满大之病，所以《素问·腹中论》两种病证都叫做“伏梁”。一为“裹大脓血，居肠胃之外”之腹部肿大症，一为“身体髀股胻皆肿，环齐而痛”之腹水肿胀满症。这是在《难经·五十六难》基础上的发展之说。

《素问·腹中论》之“肓”，正是“腹”义。与伏（腹）梁病之腹病，义正相合。“肓”有“膜”义，“膜”有“腹”义。于是“肓”有了“腹”义。

《素问·奇病论》张志聪注：“肓者，即肠外之膏膜”，《素问·痹论》王冰注：“肓膜，谓五藏之间鬲中膜也。”是“肓”有“膜”义。《广雅·释器》：“膠，膜也”，《集韵》：“膠，腹也”。是“膜”有“腹”义。“肓之原”，即“腹之根”之义。

五、《难经·三十四难》：“肝色青，其臭臊，其味酸，其声呼，其液泣；心色赤，其臭焦，其味苦，其声言，其液汗；脾色黄，其气香，其味甘，其声歌，其液涎；肺色白，其臭腥，其味辛，其声哭，其液涕；肾色黑，其气腐，其味咸，其声呻，其液唾。是五藏声色臭味也。”

《素问·阴阳应象大论》：“东方生风，风生木，木生酸，酸生肝，肝生筋，筋生心，肝主目。其在天为玄，在人为道，在地为化，化生五味，道生智，玄生神。神在天为风，在地为木，在体为筋，在藏为肝，在色为苍，在音为角，在声为呼，在变动为握，在窍为目，在味为酸，在志为怒。怒伤肝，悲胜怒；风伤筋，燥胜风；酸伤筋，辛胜酸。

南方生热，热生火，火生苦，苦生心，心生血，血生脾，心主舌。其在天为热，在地为火，在体为脉，在藏为心，在色为赤，在音为徵，在声为笑，在变动为忧，在窍为舌，在味为苦，在志为喜。喜伤心，恐胜喜；热伤气，寒胜热；苦伤气，咸胜苦。

中央生湿，湿生土，土生甘，甘生脾，脾生肉，肉生肺，脾主口。其在天为湿，在地为土，在体为肉，在藏为脾，在色为黄，在音为宫，在声为歌，在变动为哕，在窍为口，在味为甘，在志为思。思伤脾，怒胜思；湿伤肉，风胜湿；甘伤肉，酸胜甘。

西方生燥，燥生金，金生辛，辛生肺，肺生皮毛，皮毛生肾，肺主鼻。其在天为燥，在地为金，在体为皮毛，在藏为肺，在色为白，在音为商，在声为哭，在变动为咳，在窍为鼻，在味为辛，在志为忧。忧伤肺，喜胜忧；热伤皮毛，寒胜热；辛伤皮毛，苦胜辛。

北方生寒，寒生水，水生咸，咸生肾，肾生骨髓，髓生肝，肾主耳。其在天为寒，在地为水，在体为骨，在藏为肾，在色为黑，在音为羽，在声为呻，在变动为栗，在窍为耳，在味为咸，在志为怒。恐伤肾，思胜恐；寒伤血，燥胜寒；咸伤血，甘胜咸。”

《素问·阴阳应象大论》此段文字，在《难经·三十四难》的基础上，扩展不小。其论述肝、心、脾、肺、肾的顺序，与《难经·三十四难》相同。

六、《难经·五十三难》：“经言七传者死，间藏者生，何谓也？然：七传者，传其所胜也。间藏者，传其子也。何以言之？假令心病传肺，肺传肝，肝传脾，脾传肾，肾传心，一藏不再伤，故言七传者死也。假令心病传脾，脾传肺，肺传肾，肾传肝，肝传心，是子母相传，竟而复始，如环无端，故曰生也。”

《素问·玉机真藏论》：“五藏受气于其所生，传之于其所胜，气舍于其所生，死于其所不胜。病之且死，必先传行至其所不胜，病乃死，此言气之逆行也，故死。肝受气于心，传之于脾，气舍于肾，至肺而死。心受气于脾，传之于肺，气舍于肝，至肾而死。脾受气于肺，传之于肾，气舍于心，至肝而死。肺受气于肾，传之于肝，气舍于脾，至心而死。肾受气于肝，传之于心，气舍于肺，至脾而死。此皆逆死也。一日一夜五分之，此所以占死生之早暮也。

黄帝曰：五藏相通，移皆有次，五藏有病，则各传其所胜。不治，法三月若六月，若三日若六日，传五藏而当死，是顺传所胜之次。故曰：别于阳者，知病从来，别于阴者，知死生之期，言知其所困而死。”

“病入舍于肺，名曰肺痹，发咳上气。弗治，肺即传而行之肝，病名曰肝痹，一名曰厥。胁痛出食。当是之时，可按若刺耳。弗治，肝传之脾，病名曰脾风，发瘅，腹中热，烦心出黄，当此之时，可按可药可浴。弗治，脾传之肾，病名曰疝瘕，少腹冤热而痛，出白，一名曰蛊。当此之时，可按可药。弗治，肾传之心，病筋脉相引而急，病名曰瘛。当此之时，可灸可药。弗治，满十日，法当死。肾因传之心，心即复反传而行之肺，发寒热，法当三岁死。此病之次也。然其卒发者，不必治于传，或其传化有不以次。”

《难经·五十三难》之“经言”，当指《诊经》之说。“七”为“其”之脱简。“其传”，指疾病发展。“间”为“愈”义。《方言·卷三》：“南楚病愈者或谓之间”，《左传·襄公十四年》杜预注：“间，疾差也。”《论语集注》：“少差曰间”。“藏”有“脉”义。《素问·平人气象论》“四时未有藏形”，《素问·经脉别论》“太阳藏独至”，《素问·通评虚实论》“以藏期之”等，“藏”皆“脉”义。此处“间藏”，即脉象好转、正常之义。

《难经》撰者不解古经之义，以五行生克之说解“七（其）传者死，间藏者生”。《素问·玉机真藏论》在《难经·五十三难》的基础上，又用五行生克学说对其进行发挥。

1. 至其克己之藏死：如肝（木）至肺（金）时死。金克木。心（火）至其肾（水）而死。水克火等。

2. 具体指出疾病按五行生克规律传变的具体病状、病名及治法。如“病入舍于肺，名曰肺痹，发咳上气。弗治，肺即传而行之肝，病名曰肝痹，一名曰厥。胁痛出食。当是之时，可按若刺耳。”

3. 将五藏病传分为逆传顺传两种：如逆传之肝传肺、心传肾等，顺传之肺传肝、肝传脾等。

4. 指出有的疾病传化并不按五行生克为次序相传变。

七、《难经·二十八难》：“督脉者，起于下极之俞，并于脊里，上至风府，入属于脑。任脉者，起于中极之下，以上毛际，循腹里，上关元，至喉咽。”

《难经·二十九难》：“督之为病，脊强而厥。任之为病，其内苦结，男子为七疝，女子为瘕聚。”

《素问·骨空论》：“任脉者，起于中极之下，以上毛际，循腹里，上关元，至咽喉，上颐循面入目。”

“任脉为病，男子内结七疝，女子带下瘕聚。”

“督脉者，起于少腹以下骨中央，女子入系廷孔，其孔，溺孔之端也，其络循阴器合篡间，绕篡后，别绕臀至少阴与巨阳中络者，合少阴上股内后廉，贯脊属肾，与太阳起于目内眦，上额交巅，上入络脑，还出别下项，循肩髆，内侠脊抵腰中，入循膂络肾。其男子循茎下至篡，与女子等。其少腹直上者，贯脐中央，上贯心入喉，上颐环唇，上系两目之下中央。此生病，从少腹上冲心而痛，不得前后，为冲疝。其女子不孕，癃痔遗溺嗌干。”

《素问·骨空论》任脉之循行大概，与《难经·二十八难》无异。唯“喉咽”作“咽喉”，此系称谓习惯之不同或系传抄笔误所致。同时增加补充了“上颐循面入目”六字。这是在《难经·二十八难》的基础上又参考了当时《经脉》之类的古医书而补充上去的。

《难经·二十九难》之“任之为病，其内苦结，男子为七疝，女子为瘕聚”。“其内苦结”，单独为句，为概括性之说。然后具体指出男女任脉病变之不同。“七疝”与“瘕聚”对举。至《素问·骨空论》，将“其内苦结，男子为七疝”合并缩简为“男子内结七疝”，而女子“瘕聚”前，增加了“带下”病名。“七疝”与“瘕聚”尚可对言，而“内结”与“带下”就类不同而不能对举了。《素问·骨空论》在《难经·二十九难》的基础上，有删有增。因此说，只能是《素问》参考了《难经》，而不可能是《难经》抄袭了《素问》。

另外，督脉之循行路线及别支，《素问·骨空论》也较《难经》大有补充发挥。

八、《难经·三难》：“是其真藏之脉，人不病而死也。”“真”为“瘨”之脱。《说文》：“瘨，病也。”“真藏之脉”，即

"病藏之脉"义。"不"为"之"之音转。

《素问·玉机真藏论》："真肝脉至，中外急如循刀刃，责责然，如按琴瑟弦，色青白不泽，毛折，乃死；真心脉至，坚而搏，如循薏苡子累累然，色赤黑不泽，毛折，乃死；真肺脉至，大而虚，如以毛羽中人肤，色白赤不泽，毛折，乃死；真肾脉至，搏而绝，如指弹石辟辟然，色黑黄不泽，毛折，乃死；真脾脉至，弱而乍数乍疏，色黄青不泽，毛折，乃死。诸真藏脉见者，皆死不治也。

黄帝曰：见真藏曰死，何也？岐伯曰：五藏者，皆禀气于胃。胃者五藏之本也。藏气者，不能自至于手太阴，必因于胃气，乃至于手太阴也。故五藏各以其时，自为而至于手太阴也。故邪气胜者，精气衰也。故病甚者，胃气不能与之俱至于手太阴，故真藏之气独见，独见者病胜藏也，故曰死。"

《素问·玉机真藏论》发展了《难经·三难》"真藏脉"之说，并解释了为什么见"真藏"脉而死的原因，所以说其时间当在《难经·三难》之后。

九、《难经·七难》："少阳之至，乍小乍大，乍短乍长；阳明之至，浮大而短；太阳之至，洪大而长；太阴之至，紧大而长；少阴之至，紧细而微；厥阴之至，沉短而敦。"

《素问·平人气象论》："太阳脉至，洪大以长；少阳脉至，乍数乍疏，乍短乍长；阳明脉至，浮大而短。"

《难经·七难》的"乍小乍大"，《素问·平人气象论》变成了"乍数乍疏"。"乍"为"不"之误。"乍小乍大"，即"不小不大"之义。少阳在太阳、阳明之间，所以其脉象介于两者之间，不大不小。

《素问·平人气象论》只录三阳脉，省略了三阴脉。这是在《素问》概举三阳，即可知三阴的指导思想下导致的。《素问·著至教论》："三阳之病，且以知天下"即是其证。

《素问》中还出现了进一步解释三阳脉的有关论述，所以我们说其在《难经》之后。例如《素问·经脉别论》："太阳藏何象？岐伯曰：象三阳而浮也。帝曰：少阳藏何象？岐伯曰：象一阳也。一阳藏者，滑而不实也。帝曰：阳明藏何象？岐伯曰：象大浮也。"这里的"藏"，为"脉"义。

《素问·阴阳类论》："所谓三阳者，太阳为经，三阳脉至手太阴，弦浮而不沉，决以度，察以心，合之阴阳之论；所谓二阳者，阳明也，至手太阴，弦而沉急不鼓，炅至以病皆死；一阳者，少阳也，至手太阴，上连人迎，弦急悬不绝，此少阳之病也。"

十、《难经·十三难》："色青，其脉当弦而急；色赤，其脉浮大而散；色黄，其脉中缓而大；色白，其脉浮涩而短；色黑，其脉沉涩而滑。此所谓五色之与脉，当参相应也。"

《素问·五藏生成篇》："赤，脉之至也，喘而坚，诊曰有积气在中，时害于食，名曰心痹，得之外疾思虑而心虚，故邪从之；白，脉之至也，喘而浮，上虚下实，惊，有积气在胸中，喘而虚，名曰肺痹，寒热，得之醉而使内也；青，脉之至也，长而左右弹，有积气在心下支胠，名曰肝痹，得之寒湿，与疝同法，腰痛、足清、头痛；黄，脉之至也，大而虚，有积气在腹中，在厥气，名曰厥疝，女子同法，得之疾使四支，汗出当风；黑，脉之至也，坚而大，有积气在小腹与阴，名曰肾痹，得之沐浴清水而卧。"

《素问·五藏生成篇》此段文字，是在《难经·十三难》基础上的发挥。

十一、《难经·十六难》："脉有三部九候，有阴阳，有轻重，有六十首，一脉变为四时，离圣久远，各自是其法，何以别之？"

《素问·方盛衰论》："是以圣人持诊之道，先后阴阳而持之，奇恒之势乃六十首，诊合微之事，追阴阳之变，章五中之情，其中之论，取虚实之要，定五度之事，知此乃是以诊。”

《素问·方盛衰论》之“六十首”，系袭《难经·十六难》而来。“六十”，为“诊”字之分离致误。“首”为“要”义。《礼记·礼运》郑玄注：“首，犹本也。”《管子·七法》孙蜀丞注：“‘本’与‘主’义同”。“六十首”即“诊首”，也就是“诊要”之义。“奇恒”，异、常之义。“势”为“事”之音转。辨别异常与正常，是诊病之纲要，所以说“奇恒之势乃六十首”。

第三节 《难经》的作者不是秦越人

《隋书·经籍志》：“《黄帝八十一难》，二卷”。并未著录作者。至《旧唐书·经籍志》始载：“《黄帝八十一难经》，一卷，秦越人撰”。自此，医家始称《难经》为秦越人撰著。

秦越人医号“扁鹊”，而扁鹊是神话传说之神名，前面我们已经说过。

刘仁远《扁鹊汇考》：“扁鹊秦越人的生卒时间为公元前407~310年间，春秋战国时期渤海郡鄚（今河北省任丘市鄚州镇）人”。《难经》成书于公元190年。从时间上看，《难经》的作者不可能是秦越人。

我们这里需要讨论的是，秦越人和扁鹊一样，并不是一个真实的人名，而是《史记》笔下秦国名医的一个化名。也就是说，是春秋战国时期秦国名医的一个代称。

《史记》虽被公认为是录载史实之书，但其并不乏传说的成份在内。别的不说，仅就《史记·扁鹊仓公列传》“长桑君亦知扁鹊非常人也。出入十余年，乃呼扁鹊私坐，闲与语曰：‘我有禁方，年老，欲传于公，公毋泄’，扁鹊曰：‘敬诺’。乃出其怀中药予扁鹊：‘饮是以上池之水，三十日当知物矣。’乃悉取其禁方书尽与扁鹊。忽然不见，殆非人也。扁鹊以其言饮药三十日，视见垣一方人。以此视病，尽见五藏癥结，特以诊脉为名耳。”扁鹊秦越人有隔墙见人，隔体见内藏之透视功能。这明明是一种夸大的传说，而《史记》却收录书内。

为什么说秦越人是秦国名医的一个代称呢？《左传》成公十年及昭公元年两载秦国名医之说：“公疾病，求医于秦。秦伯使医缓为之。未至，公梦疾为二竖子，曰：‘彼，良医也。惧伤我，焉逃之？’其一曰：‘居肓之上，膏之下，若我何？’医至，曰：‘疾不可为也，在肓之上，膏之下，攻之不可，达之不及，药不至焉，不可为也’。公曰：‘良医也！’厚为之礼而归之”。

“晋侯求医于秦，秦伯使医和视之。曰：‘疾不可为也。是谓近女室，疾如蛊。非鬼非食，惑以丧志，良臣将死，天命不佑。’公曰：‘女不可近乎？’对曰：‘节之。先王之乐，所以节百事也，故有五节。迟速本末以相及，中声以降，五降之后，不容弹矣……女，阳物而晦时，淫则生内热惑蛊之疾’。”

秦国名医，在列国中声望较高。所以晋侯有病，求医于秦。“和”与“缓”，并不是医生的真实名字。“和”为“鹤”之音转。古人神话之名，多以神鸟之名称谓。如扁鹊即今之喜鹊，古人认为是神鸟。《古今注·鸟兽》：“鹊，一名神女”。《淮南子·氾论》：“干鹄知来”，高诱注：“干鹄，鹊也，人将有来事忧喜之徵，则鸣，此知来也。”所以视其为神鸟。《经义述闻》王引之按：“鹄，即鹤之叚借”。《希麟音义》注引《字书》：“鹤，神仙鸟也”。是鹄、鹊、鹤同为一类甚至一种之神鸟，所以古人用来神化名医之名。

“缓”与“和”义近，互文同义。《史记·乐书》张守节正义：“缓，和也”。由此，则“缓”与“和”，均为秦名医之代称。

关于秦越人其人的真实性问题，《扁鹊汇考》引日·森田一郎说：“秦是西方的国名，越是南方的国名，而姓秦名越人这个姓名，就暗示秦越人是一个被虚构出来的乌有先生。”

赵绍祖《读书偶记》说：“意太史公故为荒幻之词，而云或在齐，或在赵，不必其为何方；为卢医，为扁鹊，不必其为何名；或在春秋之初，或在春秋之末，不必其为何时，以见扁鹊之为非常人，一如其师长桑君耳”。刘仁远：“他们认为《史记·扁鹊传》为寓言故事，扁鹊是虚构出来的人物。”

卫聚贤在《古史研究》上说：“扁鹊即此西医之为中国人者，郑人亦可，赵人亦可，卢人亦可，秦人亦可。本不限于地域，后人乃各将各地学西医者名为扁鹊。”扁鹊秦越人原本就是一个中医，不是西医，也不是学西医者。不过秦越人不是真实人名，这一点我们是赞同的。

不少人认为“扁鹊”为古代名医的广泛代称，而不是一个人的真实姓名。

刘仁远《扁鹊汇考》：“日本医师滕惟寅说：‘扁鹊，上古之神医也。周秦间凡称良医，皆谓之扁鹊。犹释氏呼良医为耆婆也。其人，非一人也。’把扁鹊推至神的位置，所以才有称‘良医皆谓之扁鹊’之说，然而从古代对良医认识来看，《左传》晋公称医缓为‘良医’，赵孟称医和为‘良医’。据《吕氏春秋·至忠》宋有良医文挚……这些都是为人民所尊敬大医而称之为良。可以说良医必须具备医德高尚，医术精湛。这就提出一个问题，周秦间称良医者未必都是扁鹊，如上述医缓、医和之属。但可以说，凡称之为扁鹊者必定是良医。据李伯聪考证‘从战国后期到东汉末期，在社会上相当普遍地以‘扁鹊’作为良医的代称’。”

如玉奎等《扁鹊轶事》：“‘扁鹊’这一词，远在轩辕黄帝时，是诸多名医的总代词。那时的‘天师岐伯’、‘太乙雷公’，轩辕黄帝常与他们谈论医理，都称他们为‘扁鹊’。”

陈邦贤《中国医学史》，龙川资言《史记会注考证》等，认为为虢太子治病的是一个扁鹊，诊赵简子疾的是另一个扁鹊。扁鹊不是指某一个人，而是对周秦之间所有良医的称谓。

“秦越人”之“秦”，指秦国。秦国多良医，《左传》已有记载。“秦越人”，就是秦国良医的代称，并非具体指某人。另外，《史记·扁鹊仓公列传》载：“秦太医令李醯自知伎不如扁鹊也，使人刺杀之。”这也可佐证“秦越人”为秦国良医。因为同在秦国为医，才会被秦太医令李醯所嫉妒和陷害。如果秦越人为别国良医，与秦太医令并无利害之争，你不容我，我可以去故国，何致引起李醯之害？因为秦越人是秦国良医的一个代名词，所以秦太医令李醯是否害过一个秦国良医，也就是说是否是史实，就不得可知了。

“秦越人”之“越”字，是“医”字之音转。也就是说“越”是“医”的通假字。“秦越人”，即“秦医人”。此正是泛指秦国良医之义，而不是具体指某人。

《群经平议·尚书》俞樾按：“‘越’与‘与’同”，《孟子·万章》赵岐注：“‘越’、‘于’，皆‘於’也”。《庄子·骈拇》陆德明释文：“‘意’，亦作‘医’”。《史记·孔子世家》“意者”，《汉书》作“其者”，朱起风：“‘其’字或作‘惎’”，因又叚借作‘意’”。《经词衍释》：“‘于’，犹‘其’也；又“其，犹‘於’也”。是越、医、于、其、意古并通之证。

《后汉书·艺文志》：“汉人赵炳，‘能为越方’”。此“越”，正“医”字之通假字。此两汉及晋时“越”通“医”之证。

根据以上三点：①秦国多良医；②“秦越人”被秦太医令李醯所害；③“秦越人”之“越”为“医”字之音转。我们认为“秦越人”为秦国良医之概指代称，而实无具体秦越人其人。

既然秦越人名字是虚构的，那么《难经》的作者不可能是秦越人。

《难经》的作者究竟是谁？刘仁远在《扁鹊汇考》中说："扁鹊学派虽然是脉学的创始人，但其并无亲撰之作。淳于意受之于公乘阳庆的那些医书，《汉书·艺文志》所录的《扁鹊内经》《扁鹊外经》《秦始黄帝扁鹊俞拊方》，虽已失传，但仍可从残存的蛛丝马迹中考证出这些都是扁鹊学派的著作。

《难经》一书历代相传是秦越人的著作，并认为是《黄帝内经》的羽翼之作。李伯聪先生通过对《难经》与《黄帝内经》的学术思想进行全面的对比研究后断定，《难经》是东汉时期扁鹊学派的著作，而不是阐释《黄帝内经》之作。这样，《难经》与《黄帝内经》在学术观点上相左之处也就涣然冰释了。《难经》是一部继承和发展《扁鹊内经》的学术思想，并'敷畅其义'的著作。

《中藏经》一书，托名华佗，是六朝时期扁鹊学派的著作。传统观点把《中藏经》说成是《黄帝内经》学术思想的发挥之作，也是不正确的。此外，《诸氏遗书》和《扁鹊心书》也均为扁鹊学派著作。

李伯聪先生提出："第一，中医的学派争鸣始于战国时期，而不是'医之门户分于金元'；第二，中医史的发展历程不是'一元一脉正统传承'的过程，而是'多元争鸣并进'的过程。因此，扁鹊学派是中医史上出现最早，在战国、秦汉时期享誉最高、影响最大的学派。"

我们认为，"扁鹊学派"之称是不妥的。因为"扁鹊"是神名，是概称。春秋战国时期的名医，都可以冠以"扁鹊"之称。也就是说"扁鹊"这个称号并无具体医学学派可指。根据《左传》及《史记·扁鹊仓公列传》的记载，有两个医学学派确有内容所指。一是秦国医学学派，一是西汉时公乘阳庆、淳于意之医学学派。

郭霭春在《八十一难经集解》序例中说："《难经》一书的作者，有的认为是秦越人所作，有的认为是六朝人的伪托，也有的认为是先秦名医所作，未必出于一人之手，可说是众说纷纭，莫衷一是了"。

我们认为，《难经》是一部综合性的医学问答书，是一种汇编形式的医学问答书。它概括收录了当时医学发展的主要内容，并不是某个单一医学学派的学术观点。例如，一难至二十二难主要论诊脉；二十三难至二十九难主要论经络；三十难至四十七难论脏腑；四十八难至六十一难论病证；六十二难至六十八难论俞穴；六十九难至八十一难论针法。解剖、生理、经络、病证、诊法、针法等，其内容并具。

《难经》成书于东汉（公元190年），它的作者是东汉的医学家。具体是谁，现已无法得知。不过有一点可以认定，现存的《难经》，并不是东汉原始《难经》之原貌，是经过后人不断删改，增补而成的。

正如郭霭春所说："值得注意的是，现存的《难经》中文字篇次，已经遭到改动了。举证说吧，如唐代杨玄操，他就曾改动过《难经》。他在《难经》序里说过：'（《难经》）非惟文句舛错，抑亦事绪参差'。因此他就另行'条贯编次，使事例相从，凡为一十三篇，仍旧八十一首'。像杨氏这种对《难经》编注的做法，是和王冰次注《素问》、迁移篇次的做法，是一模一样的。至于他删改了哪些文句，文献无征，那就很难举出了。由此说来，现存的《难经》，已不是《难经》的原貌，大致是不会错的。"

第三章 《甲乙经》早于《素问》

第一节 《甲乙经》原貌初探

一、《甲乙经》初本的卷数

《甲乙经》，又名《针灸甲乙经》《黄帝甲乙经》《黄帝三部针经》《黄帝三部针灸经》《甲乙针经》等，简称《甲乙经》。

关于《甲乙经》初本（原始本）的卷数，诸说不同。贾维诚《三百种医籍录》：“据《隋书·经籍志》载为十卷，似以十干为分卷序数，故名‘甲乙’。但本书卷数，历代记载不一，宋以后统为十二卷，今通行本乃经吴勉学校勘的‘医统本’，十二卷”。

《隋书·经籍志》：“《黄帝甲乙经》，十卷。音一卷。”

此处“音一卷”，明显已非原本之貌，已有增益注音之嫌，而主张《甲乙经》之以十干记序者，又依此《隋志》之“十卷”为据，如贾维诚先生《三百种医籍录》。日·丹波元胤《中国医籍考》卷二十一：“《外台秘要》引此书（指《甲乙经》），其疟病中云，出庚卷第七；水肿中云，出第八辛卷……然则玄晏原书，以十干例，故以‘甲乙’命名。《隋志》：黄帝甲乙经，十卷，可以证焉……李善《魏都赋》注云：‘甲乙，次舍之处以甲乙纪之也’。”

以十干记卷数次序，在古书中实属罕见。晋·葛洪《抱朴子内篇》载有“《甲乙经》一百七十卷”，为道家《太平经》之别名，其书以甲、乙、丙、丁等为部。惜与《针灸甲乙经》并非一书。《康熙字典》以地支计卷，其后有仿效者，如《辞源》《辞海》《中华大字典》《联绵词典》等。而以十天干计卷者，尚未见到，况且所引《外台》之说有疑点。如“庚”在天干次序中本就排名第七，为何又重复“第七”？“辛”本排序第八为何又重言“第八”？

在《隋书》之前的梁《七录》载：《甲乙经》十二卷。并不是“十卷”，也没有说著者，是《隋志》冠上了“黄帝”二字，说是《黄帝甲乙经》十卷。这就说明，用《隋志》所载的“十卷”去证明《甲乙经》原书用十干计卷的说法，是不可靠的。

《旧唐书·经籍志》：“《黄帝三部针经》，十三卷。皇甫谧撰。”

这里，《甲乙经》又成了十三卷，而且又将皇甫谧冠为作者。

《补晋书·艺文志》：“《黄帝三部针经》，十三卷。见两唐志。即《七录》十二卷之《黄帝甲乙经》也。本有《音》一卷，《唐志》并计之，故云十三卷。此书汇集旧文而成，首有谧自序。《新志》既入录，而又出《黄帝甲乙经》十二卷，复误显然。”

这里认为，较十二卷多出一卷，是将释音一卷计入其内。

《唐书·艺文志》：“皇甫谧《黄帝三部针经》，十二卷”、“《黄帝甲乙经》，十二卷。”

《宋史·艺文志》：“皇甫谧《黄帝三部针灸经》，十二卷。即《甲乙经》”、“林亿《黄帝三部针灸经》，十二卷。”

宋·《通志·艺文略》：“《黄帝甲乙经》，十二卷”、“皇甫谧《黄帝三部针灸经》，十二卷。”

明·《国史·经籍志》：“《黄帝甲乙经》，十二卷”、“皇甫谧《三部针灸经》，十二卷。”

明《万卷堂书目》：“《甲乙经》，十二卷。皇甫谧。”

明《医藏书目》：“《甲乙针经》，十二卷。皇甫士安。”

一部《甲乙经》，史书、目录之书却多误重复收录。如《唐书·艺文志》既载“皇甫谧《黄帝三部针经》十二卷”，又载“《黄帝甲乙经》十二卷”；《宋史·艺文志》既载“皇甫谧《黄帝三部针灸经》十二卷”，又载“林亿《黄帝三部针灸经》十二卷”，其实均为《甲乙经》一书。这说明史志收载书目、卷数等不严谨，缺乏考辨。所以其所载卷数，多是人云我云，并不能认定。

清《四库全书总目提要》认为《甲乙经》是八卷：“《甲乙经》，八卷。晋·皇甫谧撰。两淮盐政采进本。谧，有《高士传》已著录。是编皆论针灸之道。《隋书·经籍志》称《黄帝甲乙经》十卷。注曰：《音》一卷，《梁》十二卷，不著撰人姓名。考此书首有谧自序，称《七略·艺文志》：《黄帝内经》十八卷。今有《针经》九卷，《素问》九卷，二九一十八卷，即《内经》也。又有《明堂孔穴针灸治要》，皆黄帝、岐伯选事也。三部同归，文多重复，错互非一。甘露中，吾病风，加苦聋，百日方治（按此四字，文义未明，疑有脱误，今仍旧本录之，谨附志于此），要皆浅近，乃选集三部，使事类相从，删去浮词，除其重复，至为十二卷（按‘至’字，文义未明，亦疑有误）云云。是此书乃裒合旧文而成。故《隋志》冠以‘黄帝’。然删除谧名，似乎黄帝所自作，则于文为谬。《旧唐书·经籍志》称《黄帝三部针经》十三卷，始著谧名。然较《梁》本多一卷，其并《音》一计之欤！《新唐书·艺文志》既有《黄帝甲乙经》十二卷，又有皇甫谧《黄帝三部针经》十三卷，兼袭二志之文，则更舛误矣。”

此清时《四库全书》收录之本为八卷本。

《日本国见在书目》：“《黄帝甲乙经》，十二，玄晏先生撰。”又“《甲乙经》，四卷。”

这里又出现了《甲乙经》的四卷本。这可能是《甲乙经》卷数最少的传本。

明《脉望馆书目》：“《针灸甲乙经》，六本。”

明《传是楼书目》：“《明堂针灸黄帝三部针灸甲乙经》，十二卷。六本。晋·皇甫谧集。”

这里的“本”，当是“卷”之误，古书计卷，尚无论“本”的。也就是说，明时有《甲乙经》之六卷本。

由于《甲乙经》的普及性及实用性，所以自其问世后，就受到医者的重视和欢迎。《魏书·崔彧传》：“教以《素问》《九卷》及《甲乙经》，遂善医术。”《北齐书·方技列传》：“马嗣明，河内人，少明医术，博综经方，《甲乙经》《素问》《明堂》《本草》，莫不咸诵。”唐太宗李世民时（公元 627 年），将《甲乙经》列为医生之必习之书（《中国医史年表》）。

正因为此，致使《甲乙经》的传本较多，至明时仍有六卷本传播，清时仍有八卷本流传。综上所述，《甲乙经》的卷本有四卷本、六卷本、八卷本、十卷本、十二卷本、十三卷本。

那么，哪些卷本较为贴近原始《甲乙经》之初本呢？我们认为六卷本较为贴近《甲乙经》原始初本。这是分析《甲乙经》编写体例后得出的结论。

《甲乙经》的编写体例，是按内容分卷的。相同的内容，不论内容多少，都归纳在一卷之中。例如卷一以论述脏象生理为主。容纳了十六篇内容，他们是：《精神五藏论》《五藏变腧论》《五藏六府阴阳表里论》《五藏五官论》《五藏大小六府应候论》《十二原论》《十二经水论》《四海论》《气息周身五十营四时日分刻漏论》《营气论》《营气三焦论》《阴阳清浊精气津液血脉论》《津液五别论》《奇邪血络论》《五色论》《阴阳二十五人形性血气不同论》。

第二卷论经脉，有七篇内容：《十二经脉络脉支别》《奇经八脉》《脉度》《十二经标本》《经脉根结》《经筋》《骨度肠度肠胃所受》。

第三卷论俞穴，只有一个内容。

由此不难看出，同样是一卷，少则一个内容，多则十六篇内容。所以说《甲乙经》之体例，以内容之相类定卷。

第七卷至第十二卷，情况就有些不同了。同样是论病证这样一个内容，竟然分出了六卷。这与卷一至卷六的体例与文风截然有别，这不得不使我们产生质疑。卷一之十六卷内容尚不嫌多，仍容纳于一卷之中。卷七至卷十二相同的内容却要分成六卷。这说明原本应在六卷的内容，由于后人不断地补充添加内容，致使卷数越增越多，违反了《甲乙经》初本之体例。

二、《甲乙经》初本的篇章内容

1. 作为注文意义的赘加成分

(1)《甲乙经·卷一·精神五藏论第一》："《素问》曰：怒则气逆，甚则呕血，及食而气逆，故气上。喜则气和志达，营卫通利，故气缓。悲则心系急，肺布叶举，两焦不通，营卫不散，热气在中，故气消。恐则神却，却则上焦闭，闭则气还，还则下焦胀，故气不行。热则腠理开，营卫通，汗大泄。惊则心无所倚，神无所归，虑无所定，故气乱。劳则喘且汗出，内外皆越，故气耗。思则心有所伤，神有所止，气流而不行，故气结。"

"《素问》曰：人卧血归于肝。肝受血而能视，足受血而能步，掌受血而能握，指受血而能摄。"

"《素问》曰：肝在声为呼，在变动为握，在志为怒。怒伤肝。《九卷》及《素问》又曰：精气并于肝则忧。解曰：肝虚则恐，实则怒，怒而不已，亦生忧矣。肝之与肾，脾之与肺，互相成也。脾者土也，四藏皆受成焉。故恐发于肝而成于肾，爱发于脾而成于肝。肝合胆，胆者中精之府也。肾藏精，故恐同其怒，怒同其恐。一过其节，则二藏俱伤。经言若错，其归一也。”

“《素问》曰：心在声为笑，在变动为忧，在志为喜，喜伤心。《九卷》及《素问》又曰：精气并于心则喜。或言心与肺脾二经有错，何谓也？解曰：心虚则悲，悲则忧。心实则笑，笑则喜。心之于肺，脾之于心，亦互相成也。故喜变于心而成于肺，思发于脾而成于心，一过其节，则二藏俱伤。此经互言其义耳。非有错也。”

“又杨上善云：心之忧在心变动，肺之忧在肺之志。是则肺主于秋，忧为正也。心主于忧，变而生忧也。”

“《素问》曰：脾在声为歌，在变动为哕，在志为思，思伤脾。《九卷》及《素问》又曰：精气并于脾则饥。”

“《素问》曰：肺在声为哭，在变动为咳，在志为忧，忧伤肺。《九卷》及《素问》又曰：精气并于肺则悲。”

“《素问》曰：肾在声为呻，在变动为栗，在志为恐，恐伤肾。《九卷》及《素问》又曰：精气并于肾则恐。”

上述“《素问》曰”、“《九卷》曰”、“杨上善云”等，均非《甲乙经》初本之原文，而是后人增入之注文。

注文之中，又出现了注解《素问》《九卷》之文。如“解曰”后之文字，为解释《素问》《九卷》经文之文，当然更不是《甲乙经》初本之原文了。

(2)《甲乙经·卷一·五藏六府阴阳表里第三》：“《素问》曰：夫脑髓骨脉胆女子胞，此六者，地气之所生也。皆藏于阴，象于地，故藏而不泻，名曰奇恒之府。胃大肠小肠三焦膀胱，此五者，天气之所生也。其气象天，故泻而不藏。此受五藏浊气，名曰传化之府，此不能久留，输泻者也。魄门亦为五藏使，水谷不得久藏。五藏者，藏精气而不泻，故满而不能实；六府者，传化物而不藏，故实而不能满。水谷入口，则胃实而肠虚，食下，则肠实而胃虚。故曰实而不满，满而不实也。气口何以独为五藏主，胃者，水谷之海，六府之大源也。”

此云“《素问》曰”，本为引注之文，并非《甲乙经》初文。

(3)《甲乙经·卷一·五藏六府官第四》：“《素问》曰：心在窍为耳。”

“《素问》曰：诸脉者皆属于目。又《九卷》曰：心藏肺，肺舍神。”

“《素问》曰：肾在窍为耳。”

(4)《甲乙经·卷一·五藏大小六府应候》：“杨上善云：心藏言神有八变，后四藏但言藏变不言神变者，以神为魂魄意之主，言其神变则四藏可知，故略而不言也。”

“《素问》曰：肺之合皮也，其荣毛也，其主心也。下章言肾之应毫毛，于义为错。”

“《素问》曰：心之合肺也，其荣色也，其主肾也。其义相顺。”

“《素问》曰：肝之合筋也，其荣爪也，其主肺也。其义相顺。”

“《素问》曰：脾之合肉也，其荣唇也，其主肝也。其义相顺。”

“《九卷》又曰：肾合骨。《素问》曰：肾之合骨也，其荣发也，其主脾也。其义相同。”

“其义相顺”、“其义相同”等语，为评价《素问》引注之文的话。

(5)《甲乙经·卷二·十二经脉络脉支别第一·上》：“《灵枢》云：少阴终者，面黑齿长而垢，腹胀闭，上下不通而终矣。”

“《九卷》云：腹胀闭不得息，善噫善呕，呕则逆，逆则面赤，不逆，上下不通，上下不通，则面黑皮毛焦而终矣。”

“《九卷》云：中热嗌干，喜溺烦心，甚则舌卷卵上缩而终矣。”

(6)《甲乙经·卷二·奇经八脉第二》：“《素问》曰：督脉者，起于少腹以下骨中央，女子入系廷孔，其孔，溺孔之端也，其络循阴器合篡间，绕篡后，别绕臀至少阴，与巨阳中络者，合少阴上股内后廉，贯脊属肾，与太阳起于目内眦，上额交巅，入络脑，还出别下项，循肩髆，内侠脊抵腰中，入循膂络肾，其男子循茎下至篡，与女子等。其小腹直上者，贯脐中中央，上贯心，入喉上颐，环唇上系两目之中。此生病从小腹上冲心而痛，不得前后，为冲疝。其女子不孕，癃痔遗溺嗌干。督脉生病治督脉。”

“《难经》曰：督脉者，起于下极之俞，并于脊里，上至风府，入属于脑，上巅循额，至鼻柱。阳脉之海也。”

“《难经》曰：阳跻脉者，起于跟中，循外踝上行，入风池。阴跻脉者，亦起于跟中，循内踝上行，入喉咙，交贯冲脉。此所以互相发明也。又曰：阳维阴维者，维络于身，溢畜不能环流溉灌也。故阳维起于诸阳会，阴维起于诸阴会交也。又曰：带脉起于季胁，回身一周。又曰：阴跻为病，阳缓而阴急，阳跻为病，阴缓而阳急。阳维维于阳，阴维维于阴，阴阳不能相维，为病腰腹纵容，如囊水之状。”

(7)《甲乙经·卷五·针灸禁忌第一·上》：“《素问》曰：春刺散俞及与分理，血出而止。又曰：春者木始治，肝气始生。肝气急，其风疾，经脉常深，其气少不能深入，故取络脉分肉之间。《九卷》云：春刺荥者。正同。于义为是。又曰：春取络脉，治皮肤。又曰：春取经与脉分肉之间。二者义亦略同。又曰：春气在经脉，夏取诸俞孙络肌肉皮肤之上。又曰：春刺俞。

二者正同。于义为是。”

“《素问》曰：夏刺络俞，见血而止。又曰：夏者火始治，心气始长，脉瘦气弱，阳气流溢，血温于腠，内至于经。故取盛经分腠，绝肤而病去者。邪居浅也。所谓盛经者，阳脉也。义亦略同。”

“《素问》曰：秋刺皮肤，循理，上下同法。又曰：秋者金始治，肺将收杀，金将胜火，阳气在合，阴初胜，湿气反体。阴气未盛，未能深入，故取俞以泻阴邪，取合以虚阳邪。阳气始衰，故取于合。是谓始秋之治变也”。

“《九卷》又曰：秋取气口，治筋脉。于义不同。”

“《素问》曰：冬取俞窍及于分理。甚者直下，间者散下。俞窍与诸俞之分，义亦略同。又曰：冬者水始治，肾方闭，阳气衰少，阴气坚盛，巨阳伏沉，阳脉乃去，取井以下阴逆，取荥以通气。又曰：冬取井荥，春不鼽衄。是谓末冬之治变也。又曰：冬气在骨髓。又曰：冬刺井。病在藏，取之井。二者正同义。为是。又曰：冬取经俞，治骨髓五藏。五藏则同经俞。有疑”。

“俞窍与诸俞之分，义亦略同”、“是谓末冬之治变也”、“二者正同义”、“五藏则同经俞。有疑”。等句，为按语。

(8)《甲乙经·卷七·六经受病发伤寒热病第一·上》：“《八十一难》曰：阳虚阴盛，汗出而愈，下之即死；阳盛阴虚，汗出而死，下之即愈。”

(9)《甲乙经·卷七·六经受病发伤寒热病第一·中》：“《素问》曰：五十九者，头上五行。五行者，以越诸阳之热逆也。大杼、膺俞、缺盆、背椎，此八者，以写胸中之热；气街、三里、巨虚上下廉，此八者，以写胃中之热；云门、髃骨、委中、髓空，此八者，以写四支之热。五藏俞傍五，此十者，以写五藏之热。凡此五十九者，皆热之左右也。”

(10)《甲乙经·卷七·太阳中风感于寒湿发痉第四》：“张

仲景曰：太阳病，其证备，其身体强，几几然，脉反沉迟者，此为痉。夫痉脉来，按之築築而弦，直上下行。”

“太阳病，发热无汗恶寒，此为刚痉。太阳病发热汗出不恶寒，此为柔痉。”

“太阳病无汗，小便少，气上冲胸，口噤，不能语，欲作刚痉。”

此又引录张仲景《金匮要略》之语，其非《甲乙经》原文可知。

(11)《甲乙经·卷七·阴阳相移发三疟第五》：“《九卷》曰：取足阳明。《素问》刺太阴。渴而间日作，《九卷》曰：取手少阳。《素问》刺足少阳。”

(12)《甲乙经·卷八·经络受病入肠胃五藏积发伏梁息贲肥气痞气奔豚第二》：“《难经》曰：心之积，名曰伏梁。起于脐上，至心下，大如臂。久久不愈，病烦心，心痛，以秋庚辛日得之。肾病传心，心当传肺，肺以秋王不受邪，因留结为积。

《难经》曰：肺之积名曰息贲。在右胁下覆大如杯，久久不愈。病洒洒恶寒，气逆喘咳，发肺痈。以春甲乙日得之。心病传肺，肺当传肝，肝以春王不受邪，因留结为积。”

“《难经》曰：肝之积，名曰肥气，在左胁下，如覆杯，有头足，如龟鳖状。久久不愈，发咳逆痻疟，连岁月不已。以季夏戊己日得之。肺病传肝，肝当传脾，脾以季夏王不受邪，因留结为积。此与息贲略同。

《难经》曰：脾之积，名曰痞气，在胃脘，覆大如盘。久久不愈，病四肢不收，黄疸，饮食不为肌肤。以冬壬癸日得之。肝病传脾，脾当传肾。肾以冬王不受邪。因留结为积。

《难经》曰：肾之积，名曰奔豚，发于腹上，至心下，若豚状，或上或下无时。久久不已，令人喘逆，骨痿，少气。以夏丙丁日得之。肺病传肾，肾当传心。心以夏旺不受邪，因留结为积也。”

此《难经·五十六难》之文。

(13)《甲乙经·卷九·邪在肺五藏六府受病发咳逆上气第三》:“《九卷》言振埃，刺外经而去阳病。”

2. 作为原文形式的赘加成分

(1) 相互参杂的赘加成分

凡篇中参杂有《素问》内容的，虽以原文形式出现，我们认为是赘加之文。因为《素问》的成书，晚于《甲乙经》。而《甲乙经》初本，原本并无《素问》之文。此系后人据《素问》以充填《甲乙经》内容的。在《甲乙经》中，这样相互参杂《素问》内容的例子很多。例如：

《甲乙经·卷一·五色第十五》在“以色言病之间甚奈何”一段中，添加了《素问·脉要精微论》:“夫精明五色者，气之华也。赤欲如白裹朱，不欲如赭色也（今本《素问》无‘色也’二字）；白欲如白壁之泽（《素问》‘白壁之泽’作‘鹅羽’)，不欲如垩也（《素问》‘垩也’作‘盐’)；青欲如苍壁之泽，不欲如蓝也（《素问》无‘也’字)；黄欲如罗裹雄黄，不欲如黄土也（《素问》无‘也’字)；黑欲如重漆色，不欲如炭也（《素问》‘炭也’作‘地苍’)。五色精微象见，其寿不久也。”一段。

又将《素问·五藏生成篇》“色见青如草兹者死”一段，及“色味当五藏，白当肺，辛”一段略加变通加入该篇中。

《甲乙经·卷二·十二经脉络脉支别第一·上》在篇末增加了《素问·诊要经终论》之“太阳脉绝（《素问》‘脉绝’作‘之脉’)，其终也，戴眼，及折（《素问》‘及’作‘反’）瘈疭，其色白，绝汗乃出，则终矣（《素问》作‘出则死矣’)；少阳脉绝（《素问》‘脉绝’作‘终者’下同。）其终也（《素问》无此三字)，耳聋，百节尽纵（《素问》‘尽’作‘皆’)，目木系绝（《素问》‘木’作‘哀’)，系绝一日半死。其死也，目白乃死（《素问》作‘色先青白，乃死矣’）；阳明脉绝，其绝也（《素问》无此三字），口目动作，善惊，妄言，色黄，其上下经盛而不行（《素问》‘行’作‘仁’），则终矣。”

《甲乙经·卷四·经脉第一·上》增添了《素问·平人气象论》之“平人何如？曰：人一呼脉再动，一吸脉亦再动，呼吸定息，脉五动，闰以太息，名曰平人。平人者，不病也。常以不病之人，以调病人（《素问》作‘常以不病调病人’）。医不病，故为病人平息以调之（《素问》‘之’后有‘为法’二字）。人一呼脉一动，一吸脉一动者，曰少气。人一呼脉三动而躁（《素问》作‘人一呼脉三动，一吸脉三动而躁’），尺热曰病温，尺不热脉滑曰病风（《素问》‘风’后有‘脉濇曰痹’四字）。人一呼脉四动以上曰死，脉绝不至曰死，乍疏乍数曰死。人常禀气于胃，脉以胃气为本，无胃气曰逆，逆者死（《素问》作‘平人之常气禀于胃。胃者平人之常气也。人无胃气曰逆，逆者死）。”

又有《素问·平人气象论》“心脉来，累累如连珠”及《素问·玉机真藏论》“春脉者肝也，东方木也”等段之添加。

《甲乙经·卷五·针道第四》篇末增益了《素问·宝命全形论》“凡刺之真，必先治神。五藏已定，九候已明（《素问》‘明’作‘备’），后乃存针。众脉所见，众凶所闻（二‘所’字，《素问》作‘不’与‘弗’）。外内相得，无以形先，可玩往来，乃施于人。虚实之要（《素问》作‘人有虚实’），五虚勿近，五实勿远。至其当发，间不容瞚。手动若务，针耀而匀，静意视义，观适之变，是谓冥冥，莫知其形。见其乌乌，见其稷稷，从见其飞，不知其谁。伏如横弩，起若发机（‘若’，《素问》作‘如’）。”一段。

《甲乙经·卷六·形气盛衰大论第十二》“人年十岁，五藏始定，血气已通，其气在下，故好走；二十岁，血气始盛，肌肉方长，故好趋；三十岁……”一段之后，增添了《素问·上古天真论》"女子七岁，肾气盛，齿更发长；二七天水至（《素问》'天水'作'而天癸'），任脉通，太冲脉盛，月事以时下，故有子；三七肾气平均，故真牙生而长极；四七筋骨坚，发长极，身体盛壮；五七阳明脉衰，面皆焦（《素问》'皆'作'始'），发始白（《素问》'白'作'堕'）；七七任脉虚，太冲脉衰少，天水竭，地道不通，故形坏而无子耳（'七七'前，《素问》有'六七，三阳脉衰于上，面皆焦，发始白'14字。'天水'作'天癸'，'耳'作'也'）。丈夫八岁，肾气实，发长齿更；二八肾气盛，天水（《素问》作'天癸'）至，而精气溢泻，阴阳和，故能有子；三八肾气平均，筋骨劲强，故真牙生而长极；四八筋骨隆盛，肌肉满壮；五八肾气衰，发堕齿槁；六八阳气衰于上，面焦，鬓发颁白（《素问》'鬓发'作'发鬓'）；七八肝气衰，筋不能动，天水（《素问》作'天癸'）竭，精少，肾气衰，形体皆极；八八则齿发去。肾者主水，受五藏六府之精而藏之。故五藏盛，乃能泻。今五藏皆衰，筋骨懈惰，天水（《素问》作'天癸'）尽矣。故发鬓白，体重（《素问》作'身体重'），行步不正而无子耳。"一节，以补充其内容。

（2）作为全篇的赘加成分

《甲乙经·卷五·缪刺论》全篇引用《素问·缪刺论》之文；《甲乙经·卷七·阴阳相移发三疟）全篇引录《素问·疟论》之文；《甲乙经·卷九·脾受病发四肢不用》全篇采用《素问·太阴阳明论》之文；《甲乙经·卷十·阳受病发风》全篇采用《素问·风论》及《素问·离合真邪论》之文等。此等全篇引录《素问》为主的篇章，我们认为原本并非《甲乙经》之文，为后人增益所致。

综上所述，我们认为，不管是摘录《素问》之文参杂于原文之中，还是通篇采用《素问》之文，都是后人添加于《甲乙经》之中的。也就是说都不是《甲乙经》初本之原文。

将《素问》之文增益于《甲乙经》原文之中，有的在《太素》（668年）之前，有的在《太素》之后，王冰注《素问》（公元762年）之前。

因为《甲乙经》中有“杨上善云”等语，所以我们说有的在杨上善《太素》之后。《甲乙经》中无《素问》运气七篇之文，而《素问》运气七大篇，一般认为是王冰增入《素问》之中的。据此，我们说在王冰注《素问》之前。

三、俞穴部分

《甲乙经》的俞穴论述，多集中在卷三中。其中穴位的解剖位置、针灸尺度等具体论述，多系后人所添加，而非《甲乙经》原文。例如“上星一穴，在颅上，直鼻中央，入发际一寸陷者中，可容豆。督脉气所发，刺入三分，留六呼，灸三壮”、“百会，一名三阳五会，在前顶后一寸五分，顶中央旋毛中陷，可容指，督脉足太阳之会，刺入三分，灸三壮”、“强间，一名大羽，在后顶后一寸五分，督脉气所发，刺入四分，灸五壮。”等。

此等论述，杨上善《黄帝内经太素》不载，《太素》杨上善注文所引《九卷》之文中，无此等文字之片言只语。王冰注《素问》所引《针经》《灵枢》之文，亦无此等文字。今本《灵枢》，同样没有。所以我们说《甲乙经》初本，原无此等论述。

我们分析《甲乙经》初本之所以没有上述俞穴详论之文的原因有两个。其一，当时俞穴的水平还没有发展到上述文字论述的水平，所以不可能出现上述的详论。

中医经络学说的发展，是先经脉后俞穴的一个发展过程，而不是先出现穴位，然后再形成经脉的过程。

西汉以前经脉只称为“脉”，至马王堆汉墓帛书《五十二病方》时，经脉还没有形成十二条，而只有足泰阳脉、足少阳脉、足阳明脉、足少阴脉、足泰阴脉、足厥阴脉、臂泰阴脉、臂少阴脉、臂泰阴脉、臂少阳脉、臂阳明脉等十一条经脉。

《五十二病方》中，没有穴位的论述。西汉以前，多以论述“脉”之病症为主，如《五十二病方·阴阳十一脉灸经》“钜阳脉（太阳脉）”之“头痛、脊痛、要（腰）以（似）折”、“阳明脉”之“颜痛、鼻鼽、心与胠痛”等。其治疗也多针对“脉”而很少针对穴位治疗。如《五十二病方·足臂十一脉灸经》之“久（灸）泰阳脉”、“久（灸）少阳脉”、“久（灸）阳明脉”等。

至东汉《难经》之时，已形成了完善的十二经脉之说。但此时的穴位数量，仍然记载不多，而详细的取穴治疗之说，更是缺乏。

至东晋时，出现了论述俞穴的专书，叫《黄帝蝦蟆图》。此时专论俞穴之书，尚不叫《明堂图》。东晋·葛洪《抱朴子内篇》：“黄帝医经有《蝦蟆图》。言月始生二日，蝦蟆始生，人亦不可针灸其处。”至于《蝦蟆图》中记载了多少个穴位，其具体内容是什么，就不得可知了。不过有一点可以明确，在东晋时，俞穴之学已较前有了一个很大的发展，所以才导致俞穴专著之产生。

《黄帝内经太素·卷十一·输穴》：“肺出少商。少商者，手大指内侧也。为井”、“鱼际者，手鱼也，为荥”、“太泉者，鱼后下陷者之中也，为输”。

《甲乙经·卷三·手太阴及臂凡一十八穴第二十四》：“肺出少商。少商者，木也。在手大指端内侧，去爪甲如韭叶。手太阴脉之所出也，为井。刺入一分，留一呼，灸一壮”、“鱼际者，火也。在手太阴指本节后内侧，散脉中。手太阴脉之所溜也。为荥。刺入二分，留三呼，灸三壮”、“太渊者，水也。在掌后陷者中。手太阴脉之所注也。为俞。刺入二分，留二呼，灸三壮。”

通过以上三个穴位的比较，我们不难看出，《太素》所载之文多简朴、概括，当为《甲乙经》初本之原文。而《甲乙经》今本之文，则详尽而有发展。如俞穴的位置，穴位的归属经脉、归属性质（井、荥、俞、原、经、合等），针刺深度、留针时间、灸治壮数等，均一一详述。此明显后人俞穴发展之说而增益补充于《甲乙经》初文之中。此等例子，在《甲乙·卷三》中比比皆是。这里仅举三例以概言之。

其二，《甲乙经》初文之所以不载俞穴详论之文的原因，可能是当时已有《明堂图》之类的俞穴专论书问世，而《甲乙经》之本意，以阐发论述经脉、针道等医理为主，所以不收载俞穴细说，即便是有其内容，也以简朴的概说为主。

《太素卷八·经脉之一》"足阳明之脉，起于鼻交頞中……"，杨上善注："十二经脉行处及穴名，备在《明堂经》，具释之也。"

《太素卷九·经脉之二·脉行同异》"手少阴之脉独无输，何也……"杨上善注："又《明堂》手少阴亦有五输主病，不得无输，即其信也。"

《太素卷十一·输穴·本输》"中封者，在内踝前一寸半陷者中也"，杨上善注："《明堂》：内踝前一寸，仰足而取之。""太冲者，在行间上二寸陷者之中也"，杨上善注："《明堂》：本节后二寸或一寸半陷中者也。"

"内庭者，次指外间陷者中也"，杨上善注："《明堂》：足大指次指外间也"；"陷谷者，中指内间上行二寸陷者之中也"，杨上善注："《明堂》：足大指次指外间本节皮陷者中"；"冲阳者，足跗上五寸陷者中也"，杨上善注："《明堂》：一名会原，足跗上五寸，骨间动脉上，去陷谷三寸也。"

通过杨上善的注文，我们知道当时，即《太素》前，也就是隋前，已有《明堂》之专论俞穴之书，因此《甲乙经》初本即不再详论俞穴了。

《甲乙经·卷七·六经受病发伤寒热病》："肝热病者，小便先黄，腹痛多卧，身热，热争则狂言及惊，胸中胁满痛，手足躁，不得安卧，庚辛甚，甲乙大汗，气逆则庚辛死。刺足厥阴少阳……心热病者……刺手少阴太阳……"这是《素问·刺热篇》的内容，而不是《甲乙经》初本之内容。

"《素问》曰：五十九者，头上五行，五行者，以越诸阳之热逆也。大杼、膺俞、缺盆、背椎，此八者，以写胸中之热；气冲、三里、巨虚、上下廉，此八者，以写胃中之热；云门、髃骨、委中、髓空，此八者，以写四支之热。五藏俞旁五，此十者，以写五藏之热。凡此五十九者，皆热之左右也。"

这是《素问·水热穴论》的内容，后人添增于《甲乙经》之中。

"头脑中寒，鼻衄，目泣出，神庭主之；头痛，身热，鼻窒，喘息不利，烦满，汗不出，曲差主之；头痛，目眩，头项强急，胸胁相引不得倾侧，本神主之；热病汗不出，上星主之……"

此为后人添加之句明显。

《甲乙经·卷七·太阳中风感于寒湿发痉第四》："风痉身反折，先取太阳及腘中及血络出血；痉中有寒取三里；痉取之阴跻及三毛上及血络出血；痉取囟会、百会及天柱，鬲俞、上关、光明主之……"

"风痉"至"三毛上及血络出血"见于《灵枢·热病》。其第一句又见于《太素·卷三十·杂病》。所以当是《甲乙经》原文。自"痉取囟会"之后诸句，为后人添加之句，非《甲乙经》初文。

《甲乙经·卷七·阴阳相移发三疟第五》："疟脉满大急，刺背俞，用中针，傍五胠俞各一遍，肥瘦出血；疟脉小实急，灸胫少阴；刺指井；疟脉缓大虚，便用药，不宜用针……"

“足太阳疟，令人腰痛头重，寒从背起，先寒后热，渴渴止，汗乃出，难已，间日作，刺腘中出血；足少阳疟，令人身体解㑊，寒不甚，恶见人，心惕惕然，热多汗出甚，刺足少阳……”

此为《素问·刺疟篇》文。

“痎疟，神庭及百会主之；痎疟，上星主之，先取譩譆，后取天牖、风池、大杼；痎疟，取完骨及风池、大杼、心俞……”

此则为《太素》后添加之文。

《甲乙经·卷八·五藏传病发寒热》：“寒热骨痛，玉枕主之；寒热懈懒，淫泺胫酸，四肢重痛，少气难言，至阳主之……”

《甲乙经·卷八·第二》：“息贲时唾血，巨阙主之；腹中积上下行，悬枢主之……”

《甲乙经·卷八·第三》：“心胀者，心俞主之，亦取列缺；肺胀者，肺俞主之……”

《甲乙经·卷九》：“心腹中卒痛而汗出，石门主之……”、“咳逆上气，魄户及气舍主之……”、“胸满痛，璇玑主之……”等，以及卷十、卷十一、卷十二等，凡言“主之”之论俞穴主病之句，均是《太素》后添加于《甲乙经》中之文，而不是《甲乙经》之原文。

第二节　《甲乙经》早于《素问》

一、《甲乙经》受《难经》体例的影响

《难经》成书于东汉末年，即公元190年。《难经》的编写体例，是问答形式。其问叫做“曰”，其答叫做“然”。

由于《难经》是一本综合性的医学基础问答书，也是首部问答体例的医理之书，所以在《甲乙经》成书之前，倍受医家

重视。

《甲乙经》受《难经》编写体例的影响，仿效《难经》问答之体例，且问答形式有了规范性的制度。《甲乙经·序例》中说："诸问，黄帝及雷公皆曰问。其对也，黄帝曰答，岐伯之徒皆曰对。上章问及对已有名字者，则下章但言问言对，亦不更说名字也。若人异，则重复更名字。此则其例也。"

《甲乙经》体例之问答形式，已较《难经》有所发展。其问答已不限于黄帝、岐伯二人，而出现了雷公、少师等多人。例如《甲乙经·卷一·五色》之"雷公问曰"、"黄帝答曰"；《甲乙经·卷一·阴阳二十五人形性血气不同》之"黄帝问曰"、"少师对曰"；《甲乙经·卷二·骨度肠度肠胃所受》之"黄帝问曰"、"伯高对曰"等。

《甲乙经》晚于《难经》，这一点可以从《甲乙经》引录《难经》之文中得到证明。

《甲乙经·卷八·经络受病入肠胃五藏积发伏梁息贲肥气痞气奔豚第二》："《难经》曰：心之积，名曰伏梁。起于脐上，上至心下，大如臂。久久不愈，病烦心心痛，以秋庚辛日得之。肾病传心，心当传肺，肺以秋王不受邪，因留结为积。

《难经》曰：肺之积，名曰息贲。左右胁下，覆大如杯。久久不愈，病洒洒恶寒，气逆喘咳，发肺痈，以春甲乙日得之。心病传肺，肺当传肝。肝以春王不受邪，因留结为积。"

"《难经》曰：肝之积，名曰肥气。在左胁下，如覆杯，有头足，如龟鳖状。久久不愈，发咳逆㾬疟，连岁月不已。以季夏戊己日得之。肺病传肝，肝当传脾。脾以季夏王，不受邪，因留结为积。"

"《难经》曰：脾之积，名曰痞气，在胃脘，覆大如盘，久久不愈，病四肢不收，发黄疸，饮食不为肌肤。以冬壬癸日得之。肝病传脾，脾当传肾。肾以冬王不受邪，因留结为积。"

"《难经》曰：肾之积，名曰奔肫，发于腹上，至心下，若豚状，或上或下无时，久不已，令人喘逆，骨痿，少气。以夏丙丁日得之。肺病传肾，肾当传心。心以夏王不受邪，因留结为积也。"

再看《难经·五十六难》原文：

"肝之积，名曰肥气。在左胁下，如覆杯，有头足。久不愈，令人发咳逆，痻疟，连岁不已。以季夏戊己日得之。何以言之？肺病传于肝，肝当传脾。脾季夏适王，王者不受邪，肝复欲还肺，肺不肯受，故留结为积。故知肥气以季夏戊己日得之。

心之积，名曰伏梁，起脐上，大如臂，上至心下。久不愈，令人病烦心。以秋庚辛日得之。何以言之？肾病传心，心当传肺。肺以秋适王，王者不受邪。心欲复还肾，肾不肯受，故留结为积。故知伏梁以秋庚辛日得之。

脾之积，名曰痞气。在胃脘，覆大如盘。久不愈，令人四肢不收，发黄疸，饮食不为肌肤，以冬壬癸日得之。何以言之？肝病传脾，脾当传肾。肾以冬适王，王者不受邪，脾复欲还肝，肝不肯受，故留结为积。故知痞气以冬壬癸日得之。

肺之积，名曰息奔，在右胁下，覆大如杯。久不已，令人洒淅寒热，喘咳，发肺壅。以春甲乙日得之。何以言之？心病传肺，肺当传肝。肝以春适王，王者不受邪。肺复欲还心，心不肯受，故留结为积。故知息贲以春甲乙日得之。

肾之积，名曰奔豚。发于少腹，上至心下，若豚状，或上或下无时。久不已，令人喘逆，骨痿，少气。以夏丙丁日得之。何以言之？脾病传肾，肾当传心，心以夏适王，王者不受邪。肾复欲还脾，脾不肯受，故留结为积。故知贲豚以夏丙丁日得之。"

我们作一下比较：

"肝之积"条，《甲乙经》在《难经·五十六难》"有头足"下，增加了形容词"如龟鳖状"，这是带有解释意义的增文。

更有价值的是，《甲乙经》根据文义，在“连岁”后赘一“月”字。这是画蛇添足，反误《难经》原义的作法。《难经·五十六难》之“连岁不已”之“岁”，是“年”义。“连岁”，即“长年”之义。“连岁不已”，即长年不愈之义。若赘“月”字，则义反难通。这是《甲乙经》袭《难经》误增文字之例。

《难经》之“久不愈”，《甲乙经》意变为“久久不愈”。

另外，《甲乙经》将“何以言之”至“故知肥气以季夏戊己日得之”一段择要省略而录。

“心之积”条，在“烦心”后，意加“心痛”二字。

“肺之积”条，“在右胁下”，“在”，《甲乙经》误作“左”，义难通。“令人洒淅寒热”，《甲乙经》意变为“病洒洒恶寒”。“肺壅”之“壅”，《甲乙经》音转为“痈”。

“肾之积”条，“发于少腹”，《甲乙经》意变为“发于腹上”，不如《难经·五十六难》义为妥。

通过以上比较，我们得知《甲乙经》在抄袭《难经》的基础上，有增益、误赘、意变、省略、音转等情况发生。所以我们认为《甲乙经》晚于《难经》。

再比较一例：

《甲乙经·卷二·十二经脉络脉支别第一·上》：“足少阴气绝，则骨枯。少阴者，冬脉也，伏行而不濡骨髓者也。故骨不濡则肉不能著骨也。骨肉不相亲，则肉濡而却，肉濡而却，故齿长而垢，发无润泽。无润泽者，骨先死。戊笃已死。上胜水也。

手少阴气绝，则脉不通，脉不通则血不流，血不流则发色不泽，故面色如黧者，血先死。壬笃癸死。水胜火也。”

“足太阴气绝，则脉不营其口唇。口唇者，肌肉之本也。脉弗营，则肌肉濡，肌肉濡，则人中满，人中满，则唇反，唇反者，肉先死。甲笃乙死。木胜土也。

手太阴气绝，则皮毛焦。太阴者，行气温于皮毛者也。气弗营，则皮毛焦，皮毛焦则津液去，津液去则皮节著，皮节著则爪枯毛析，毛折者，毛先死。丙笃丁死。火胜金也”。

“足厥阴气绝则筋弛。厥阴者，肝脉也。肝者，筋之合也。筋者，聚于阴器而脉络于舌本。故脉弗营则筋缩急，筋缩急则引卵与舌，故唇青舌卷卵缩，则筋先死。庚笃辛死。金胜木也。”

《难经·二十四难》原文：“足少阴气绝，即骨枯。少阴者，冬脉也，伏行而温于骨髓。故骨髓不温，即肉不着骨，骨肉不相亲，即肉濡而却，肉濡而却，故齿长而枯，发无润泽。无润泽者，骨先死。戊日笃，己日死。

足太阴气绝，则脉不营其口唇。口唇者，肌肉之本也。脉不营，则肌肉不滑泽，肌肉不滑泽，则肉满，肉满则唇反，唇反则肉先死。甲日笃，乙日死。

足厥阴气绝，即筋缩引卵与舌卷。厥阴者，肝脉也。肝者，筋之合也。筋者，聚于阴器而络于舌本。故脉不营则筋缩急，筋缩急即引卵与舌。故舌卷卵缩，此筋先死。庚日笃，辛日死。

手太阴气绝，即皮毛焦。太阴者，肺也，行气温于皮毛者也。气弗营，则皮毛焦，皮毛焦，则津液去，津液去，即皮节伤，皮节伤，则皮枯毛折。毛折者，则毛先死。丙日笃，丁日死。

手少阴气绝，则脉不通，脉不通，则血不流，血不流，则色泽去。故面色黑如黧。此血先死。壬日笃，癸日死。”

《难经·二十四难》“足少阴气绝”条：“温于骨髓”、“骨髓不温”，二“温”字，《甲乙经》变作“濡”。这是一种意变。《论语·子张》皇侃疏：“温，润也”，《玉篇·水部》：“濡，濡润也”。由于“温”、“濡”都有“润”义，所以《甲乙经》意变为“濡”。但是，这个“濡”字用在此是不妥的。《难经》之“温”，在此有“温养”之义。“温于骨髓”，即“养于骨髓”之义。《素问·至真要大论》张志聪注：“温者，补也”。是“温”

有补养之义。

“濡”，在此节及其下文，多为病理之“软”义。如此节之“骨肉不相亲，即肉濡而却，肉濡而却，故齿长而枯”，《甲乙经》此节下文之“脉弗营则肌肉濡，肌肉濡则人中满”等。“濡”均“软”义。

《难经》及《甲乙经》“手太阴气绝”条，均作“行气温于皮毛”，而不作“行气濡于皮毛”。均证《难经》此条“温”《甲乙经》易为“濡”之不妥。

“齿长而枯”之“枯”，《甲乙经》作“垢”。《难经》此条“齿长”之“长”，本为“脏”之音转。此条肌肉软弱无力，致使舌肌无力清除牙齿，所以说“齿脏”。若将“枯”变为“垢”，则义与“脏”重复而文义难通，故应以《难经》原文为妥。

与前面的例子相同，《甲乙经》出现了省略语，如将《难经·二十四难》之“戊日笃，己日死”，省缩为“戊笃己死”。

《甲乙经》在引录《难经》的基础上，出现了注文。如“土胜水也”、“水胜火也”、“木胜土也”等。

“足太阴气绝”条，《难经·二十四难》说：“脉不营，则肌肉不滑泽，肌肉不滑泽，则肉满，肉满则唇反，唇反则肉先死”。《甲乙经》此条作“脉弗营，则肌肉濡，肌肉濡则人中满，人中满则唇反，唇反者肉先死。”这是一个错误。

《难经》之血脉不营养肌肤，肌肉失去润泽光滑，本是顺理成章之事。至《甲乙经》抄袭此段，却因误解其义而变成了肌肉濡（软）之病理。《难经》之“满”，疑是“干”之音转。肌肉干枯不润，所以说“肉满（干）”。“唇反”之“反”，为“翻”之假字。唇干裂不能闭合，所以说“唇反（翻）”。《甲乙经》不解其义，所以将“肌肉不滑泽”，误成了“肌肉濡”，将“肉满（干）”，误成了“人中满”。致使文义难解，体例不合。

《说文通训定声》："'满'，一作'漫'"，《荀子·荣辱》杨倞注："'漫'亦'汙'也"，《礼记·曲礼》郑玄注："'汗'，本或作'汙'"，《廿二史考异》钱大昕按："'寒'，当作'罕'，并作'汗'"，《札樸》桂馥按："'平粥'，即'寒粥'"。是"满"、"干"古通之证。

《助字辨略》："翻，反也。"

《甲乙经》不但在问答体例上，遵循《难经》之体例，在内容编类上，也效仿《难经》之例。《难经》虽无明显分卷，但其内容分类，却十分明显。如从一难至二十二难论脉象，从二十三难至二十九难论经络，从三十难至四十七难论藏府等。

《甲乙经》将相同的内容，列为一卷。如卷一论生理藏象，卷二论经脉，卷三论俞穴等。

二、《素问》与《甲乙经》相关内容的比较

《甲乙经》是一部早于《素问》的书，《素问》却又很少抄袭《甲乙经》之文，倒是在《素问》问世后，又有人将《素问》之大量篇章片段，补充增益于《甲乙经》初本之原文之中，致使我们今天分析比较《甲乙经》《素问》之文，带来了不少困难。首先是谁先谁后，难以辨别。不过，依据我们的观点，即《甲乙经》早于《素问》的观点，还是可以找出一些相关的内容进行比较的。比较的目的很明确，就是要证明《甲乙经》早于《素问》。

1.《素问》的问答体例受《甲乙经》的影响。

我们前面说过，《甲乙经》的问答体例，受《难经》的影响，且较《难经》有规范和发挥。而《素问》的问答体例，则又受《甲乙经》的影响，但其并没有《甲乙经·序例》中规定的那样规范。为什么？因为《素问》尚未见到《甲乙经·序例》(请注意，《甲乙经·序》并不是皇甫谧撰写，而是在《素问》

之后的隋末唐初阶段。自然《素问》见不到《甲乙经·序》了），只是一种仿效《甲乙经》的形式体例，所以自然难合《甲乙经·序例》的严格要求了。即使是今天的《甲乙经》，其问答体例也不与《甲乙经·序》中的规定相合了。有问无答，不设问答的篇章，也不在少例。这是由于《甲乙经》的传本、变异本较多，后人忽略此体例，使体例发生变化的缘故。

《素问》仿效《甲乙经》之例，篇首每以"黄帝问曰"、"岐伯对曰"为例。但是，《甲乙经》篇中只言"问"言"对"，不复出"黄帝"、"岐伯"人名。《素问》篇中，却时仍以"岐伯对曰"、"帝曰"、"岐伯曰"等为例。

在《甲乙经》中，问答人有黄帝、岐伯、雷公、少师、伯高。而《素问》中却以黄帝、岐伯二人为主，仅在《著至教论》《示从容论》《徵四失论》《阴阳类论》《方盛衰论》《解精微论》等六篇中出现了"雷公"。为什么？这说明《素问》是较少抄袭《甲乙经》之文的。

相对来说，《灵枢》则不同了。问答人有黄帝、少师、雷公、伯高、岐伯、少俞等六人，较《甲乙经》又多出了一个"少俞"。这是因为《灵枢》大量抄袭沿用《甲乙经》之文的结果。又将"少师"音转成了"少俞"，所以就多出了一个问答人——"少俞"。

2.《甲乙经·卷二·经脉根结第五》："太阳根于至阴，结于命门。命门者，目也；阳明根于历兑，结于颃颡。颃颡者钳大，钳大者，耳也；少阳根于窍阴，结于窗笼，窗笼者，耳也。太阳为开，阳明为阖，少阳为枢。故开折则内节渍缓而暴病起矣。故候暴病者，取之太阳。视有余不足。渍缓者，皮肉缓，膲而弱也。阖折则气无所止息，而痿病起矣。故痿病者取之阳明。视有余不足。无所止息者，真气稽留，邪气居之也。枢折则骨摇而不能安于地。故骨摇者取之少阳，视有余不足。节缓而不收者，当窍其本。

太阴根于隐白，结于太仓；厥阴根于大敦，结于玉英，络于膻中；少阴根于涌泉，结于廉泉。太阴为开，厥阴为阖，少阴为枢。故开折则仓廪无所输，膈洞。膈洞者，取之太阴。视有余不足。故开折者，则气不足而生病。阖则气弛而善悲。善悲者，取之厥阴。视有余不足。枢折则脉有所结而不通。不通者，取之少阴。视有余不足。有结者，皆取之。"

《素问·阴阳离合论》："岐伯曰：圣人南面而立，前曰广明，后曰太冲，太冲之地，名曰少阴，少阴之上，名曰太阳。太阳根起于至阴，结于命门，名曰阴中之阳。中身而上，名曰广明，广明之下，名曰太阴，太阴之前，名曰阳明。阳明根起于历兑，名曰阴中之阳。厥阴之表，名曰少阳。少阳根起于窍阴，名曰阴中之少阳。是故三阳之离合也，太阳为开，阳明为阖，少阳为枢。三经者，不得相失也。搏而勿浮，命曰一阳。

帝曰：愿闻三阴。岐伯曰：外者为阳，内者为阴。然则中为阴。其冲在下，命曰太阴。太阴根起于隐白，名曰阴中之阴。太阴之后，名曰少阴。少阴根起于涌泉，名曰阴中之少阴。少阴之前，名曰厥阴。厥阴根起于大敦。阴之绝阳，名曰阴之绝阴。是故三阴之离合也，太阴为开，厥阴为阖，少阴为枢。三经者，不得相失也。搏而勿沉，名曰一阴。"

《素问·阴阳离合论》三阳经三阴经之根结起止之说，是沿袭《甲乙经》而来的。其中出现了解释发挥、脱文、概括等现象。

例如"前曰广明，后曰太冲。太冲之地，名曰少阴，少阴之上，名曰太阳"等句，为解释之文。"名曰阴中之阳"、"名曰阴中之少阳"等，为发挥之文。

除太阳有"根于"、"结于"外，其他五经只有"根于"，而无"结"。是脱文。

《素问》认为六经之“开”、“阖”、“枢”，是经脉解剖生理现象之归纳总结，所以说“是故三阳之离合也”、“是故三阴之离合也”。“离合”，为“络”音之分离。在《素问》中，“络”、“经”每互文同义。《素问·缪刺论》“邪客于手阳明之络”、“邪气客于足阳跻之脉”、“邪客于足阳明之经（《甲乙经》《太素》‘经’作‘络’）”，即是“络”、“经”、“脉”互文同义之证。此“三阳之离合”、“三阴之离合”，即“三阳之络”、“三阴之络”，亦即三阳经、三阴经之义。这也是一种概括。

《甲乙经》三阳经三阴经之开、阖、枢失调，皆有病症论述。而《素问》却概括成了一句话：三经者，不得相失也。

另，《素问·痿论》：“论言治痿者独取阳明何也？”此“论言”，正指此《甲乙经》之“阖折则气无所止息，而痿病起矣，故痿病者，皆取之阳明。”

《甲乙经》认为，阳明经病，是痿证之因，所以治痿“皆取之阳明”。《素问·痿论》：“阳明者，五藏六府之海，主润宗筋，宗筋主束骨而利机关也。冲脉者，经脉之海也，主渗灌谿谷，与阳明合于宗筋。阴阳总宗筋之会，会于气街，而阳明为之长，皆属于带脉，而络于督脉。故阳明虚则宗筋纵，带脉不引，故足痿不用也。”这是在《甲乙经》痿病病因上的进一步发挥阐释。

3.《素问·脉解篇》，林亿等《新校正》认为系沿袭发挥《甲乙经》之篇，真是独具慧眼。《新校正》说：“详此篇所解，多《甲乙经》是动所生之病，虽复少有异处，大概则不殊矣。”

我们不妨比较一下：

《素问·脉解篇》：“阳明所谓洒洒振寒者。阳明者午也。五月盛阳之阴也。阳盛而阴气加之，故洒洒振寒也。所谓胫肿而股不收者，是五月阳盛之阴也。阳者衰于五月，而一阴气上，与阳始争，故胫肿而股不收也。所谓上喘而为水者，阴气下而复上，上则邪客于藏府间，故为水也。所谓胸痛少气者，水气在藏府也。水者阴也。阴气在中，故胸痛少气也。所谓甚则厥，恶人与火，闻木音则惕然而惊者，阳气与阴气相薄，水火相恶，故惕然而惊也。所谓欲独闭户牖而处者，阴阳相薄也。阳尽而阴盛，故欲独闭户牖而居。所谓病至则欲乘高而歌，弃衣而走者。阴阳复争，而外并于阳，故使之弃衣而走也。所谓客孙脉则头痛鼻鼽腹肿者，阳明并于上，上者则其孙络太阴也，故头痛鼻鼽腹肿也。”

《甲乙经·卷二·十二经脉络脉支别第一》：“胃足阳明之脉……是动则病凄凄然振寒，善伸数欠，颜黑，病至则恶人与火，闻木音则惕然惊心欲动，独闭户塞牖而处。甚则欲上高而歌，弃衣而走，贲响腹胀，是为骭厥。是主血所生病者，狂瘈，温淫汗出，鼽衄，口歪，唇紧，颈肿，喉痹，大腹，水肿，膝髌肿痛。”

二者主要病症基本相同，可证《新校正》之说不缪。

《素问·脉解篇》：“厥阴所谓癞疝，妇人少腹肿者。厥阴者辰也。三月阳中之阴，邪在中，故曰癞疝少腹肿也。所谓腰脊痛不可以俯仰者，三月一振，荣华万物，一俯而不仰也。所谓癞癃疝肤胀者，曰阴亦盛而脉胀不通，故曰癞癃疝也。所谓甚则嗌干热中者，阴阳相薄而热，故嗌干也。”

《甲乙经·卷二·十二经脉络脉支别第一》：“肝足厥阴之脉……是动则腰痛不可以俯仰，丈夫癞疝，妇人少腹肿，甚则嗌干，面尘脱色。”

癞疝、少腹肿、腰痛、嗌干等主要病症相同，《脉解篇》多解释发挥之词。

4.《甲乙经·卷五·针道终始第五》：“人迎一盛，病在足少阳，一盛而躁，在手少阳；人迎二盛，病在足太阳，二盛而躁，在手太阳；人迎三盛，病在足阳明，三盛而躁，在手阳明。人迎四盛，且大且数，名曰溢阳，溢阳为外格。

脉口一盛，病在足厥阴，一盛而躁，在手心主；脉口二盛，病在足少阴，二盛而躁，在手少阴；脉口三盛，在足太阴，三盛而躁，在手太阴。脉口四盛，俱大且数，名曰溢阴。溢阴为内关。不通者，死不治。人迎与太阴脉口俱盛四倍已上，名曰关格。关格者，与之短期。”

《素问·六节藏象论》：“人迎一盛，病在少阳；二盛病在太阳；三盛病在阳明；四盛已上为格阳。寸口一盛，病在厥阴，二盛病在少阴；三盛病在太阴。四盛以上为关阴。人迎与寸口俱盛四倍已上为关格。关格之脉赢，不能极于天地之精气，则死矣。”

《灵枢·终始》此节同《甲乙经》。

三相比较，就能说明《素问》此段是沿袭《甲乙经》的。《素问》省略了“一盛而躁”、“二盛而躁”等句，且只用“少阳”、“太阳”等经名，而不用“足少阳”、“足太阳”之名，又省去了“手少阳”、“手太阳”等手经之名。

《素问》将“溢阳”、“外格”合并称之为“格阳”；将“溢阴”、“内关”合并称之为“关阴”。

《甲乙经》及《灵枢》之“关格者，与之短期”，《素问》意释为“关格之脉赢，不能极于天地之精气，则死矣”。

5.《甲乙经·卷六·逆顺病本末方宜形志大论第二》：“形乐志苦，病生于脉，治之以灸刺；形苦志乐，病生于筋，治之以熨引；形乐志乐，病生于肉，治之以针石；形苦志苦，病生于咽嗌，治之以甘药。形数惊恐，经络不通，病生于不仁，治之以按摩醪醴，是谓五形。故志曰，刺阳明出血气；刺太阳出血恶气；刺少阳出气恶血；刺太阴出气恶血；刺少阴出气恶血；刺厥阴出血恶气。”

《素问·血气形志篇》：“形乐志苦，病生于脉，治之以灸刺；形乐志乐，病生于内，治之以针石；形苦志乐，病生于筋，治之以熨引；形苦志苦，病生于咽嗌，治之以百药；形数惊恐，经络不通，病生于不仁，治之以按摩醪药，是谓五形志也。刺阳明出血气，刺太阳出血恶气，刺少阳出气恶血，刺太阴出气恶血，刺少阴出气恶血，刺厥阴出血恶气也。”

二者相比较，有三点可说明《素问·血气形志篇》袭《甲乙经》时致误。

其一，《甲乙经》“治之以甘药”，《素问》作“治之以百药”。将“甘”形误成“百”，致使义不可通。形志皆苦，内外皆伤，人体正虚，所以要用甘味和缓之药来补益。

其二，将“治之以按摩醪醴”之“醪醴”，意变成“醪药”。因为认为其含义相同，所以抄袭时发生了意变词汇。

其三，将“是谓五形，故志曰”，误变成了“是谓五形志也”。《甲乙经》“故志”之“志”为“之”之音转。“故志曰”即“故之曰”，义连下句。《素问》袭用时不明此故，导致错误。《墨子·天志》孙诒让注：“‘之’，一本用‘志’”。是“志”、“之”古通之证。

6.《甲乙经·卷五·针灸禁忌第一》：“刺法曰：无刺熇熇之热，无刺漉漉之汗，无刺浑浑之脉，无刺病与脉相逆者。”

《灵枢·逆顺》及《太素·卷二十三·量顺刺》此段均与《甲乙经》相同。

《素问·疟论》：“经言无刺熇熇之热，无刺浑浑之脉，无刺漉漉之汗。故为其病逆，未可治也。”

《甲乙经》《灵枢》《太素》三者相同，是《甲乙经》所载此段文字为最始。《素问》沿袭引录此段时，“无刺漉漉之汗”与“无刺浑浑之脉”，次序互易。“无刺病与脉相逆者”意误为“故为其病逆，未可治也”。《素问》之“经言”，正指《甲乙经》此说。此《素问》在后，明袭《甲乙经》之证。

7.《甲乙经·卷五·针道第四》：“夫针之要，易陈而难入，粗守形，上守神。神乎神，客在门。未睹其病，恶知其原？刺之微，在速迟。粗守关，上守机。机之不动，不离其空。空中之机，清静以微。其来不可逢，其往不可追。知机道者，不可挂以发，不知机者，叩之不发。知其往来，要与之期。粗之闇乎，妙哉！上独有之也。往者为逆，来者为顺。明知逆顺，正行无问。迎而夺之，恶得无虚？追而济之，恶得无实？迎而随之，以意和之，针道毕矣。”

《素问·八正神明论》：“夫子数言形与神，何谓形？何谓神？愿卒闻之。岐伯曰：请言形，形乎形，目冥冥，问其所病，索之于经。慧然在前，按之不得，不知其情，故曰形。

帝曰：何谓神？岐伯曰：请言神。神乎神，耳不闻，目明心开而志先。慧然独悟，口弗能言，俱视独见，适若昏，昭然独明，若风吹云，故曰神。”

这是对上述所引《甲乙经》“粗守形，上守神”的解释阐发之文。其时当在《甲乙经》之后。

《素问·离合真邪论》：“夫邪去络入于经也，舍于血脉之中，其寒温未相得，如涌波之起也，时来时去，故不常在。故曰其方来也，必按而止之，止而取之，无逢其冲而泻之。真气者，经气也。经气太虚，故曰其来不可逢，此之谓也。故曰候邪不审，大气已过，泻之则真气脱，脱则不复，邪气复至，而病益蓄。故曰其往不可追，此之谓也。不可挂以发者，待邪之至时而发针泻矣。若先若后者，血气已尽，其病不可下。故曰知其可取如发机，不知其取如扣椎。故曰知机道者不可挂以发，不知机者叩之不发。此之谓也。”

《素问·离合真邪论》此段，是对《甲乙经》“其来不可逢，其往不可追”、“知机道者，不可挂以发，不知机者，叩之不发”等句的解释之词，其当在《甲乙经》之后。

8.《甲乙经·卷七·阴阳相移发三疟第五》：“曰：其作日晏与其日早，何气使然？曰：邪气客于风府，其明日日下一节，故其作也晏。此皆邪客于脊背，每至于风府，则腠理开，腠理开则邪气入，邪气入则病作。以此日作稍益晏也。其出于风府，日下一节，二十一日，下至骶骨，二十二日，入于脊内，注于太冲之脉。其气上行九日，出于缺盆之中。其气日高，故作日益早。其间日发者，由邪气内薄于五藏，横连募原，其道远，其气深，其行迟，不能与营气俱行，不能皆出，故间日乃作。

曰：卫气每至于风府，腠理乃发，发则邪入，入则病作。今卫气日下一节，其气之发，不当风府，其日作奈何？曰：风无常府，卫气之所发，必开其腠理，邪气之所合，则其病作。

曰：风之与疟，相似同类。而风独常在，疟气随经络次以内传，故卫气应，乃作。”

《素问·疟论》：“其作日晏与其日早者，何气使然？岐伯曰：邪气客于风府，循膂而下。卫气一日一夜大会于风府。其明日日下一节，故其作也晏。此先客于脊背也，每至于风府，则腠理开，腠理开则邪气入，邪气入则病作。以此日作稍益晏也。其出于风府，日下一节，二十五日下至骶骨，二十六日入于脊内，注于伏膂之脉。其气上行，九日出于缺盆之中。其气日高，故作日益早也。其间日发者，由邪气内薄于五藏，横连募原也。其道远，其气深，其行迟，不能与卫气俱行，不得皆出，故间日乃作也。

帝曰：夫子言卫气每至于风府，腠理乃发，发则邪气入，入则病作。今卫气日下一节，其气之发也，不当风府，其日作者奈何？岐伯曰：此邪气客于头项循膂而下者也。故虚实不同，邪中异所，则不得当其风府也。故邪中于头项者，气至头项而病；中于背者，气至背而病；中于腰脊者，气至腰脊而病；中于手足者，气至手足而病。卫气之所在，与邪气相合，则病作。故风无常府，卫气之所发，必开其腠理，邪气之所合，则其府也。

帝曰：善。夫风之与疟也，相似同类，而风独常在，疟得有时而休者何也？岐伯曰：风气留其处，故常在。疟气随经络，沉以内薄，故卫气应，乃作。”

二者相比较，《素问》袭《甲乙经》处明显。《素问》“二十五日下至骶骨，二十六日入于脊内”之“二十五日”，《甲乙经》作“二十一日”；“二十六日”，《甲乙经》作“二十二日”。显系《素问》抄录之错误。

《太素·卷二十五·疟解》《灵枢·岁露论》《病源·卷十一·疟病诸候》等并作“二十一日”和“二十二日”。《素问》林亿《新校正》：“全元起本‘二十五日’作‘二十一日’，‘二十六日’作‘二十二日’。《甲乙经》《太素》并同”。姚止庵：“按脊骨本二十一节，日下一节，止应二十二日。”是《素问》抄袭之错无疑。

《素问·疟论》“注于伏膂之脉”，“伏膂”《甲乙经》作“太冲”。《灵枢·岁露》及《病源·卷十一·疟病诸候》均作“伏冲”。郭霭春：“‘伏’是‘伏’之误字，‘伏冲’即‘太冲’”。

“膂”是“冲”之义变字。“膂”与“脊”同义，“脊”有“直”义，“冲”也有“直”义，故《素问》将“冲”义变为“膂”。《书·君牙》蔡沈集传：“膂，脊也”，《说文·吕部》段玉裁注：“脊骨，曰脊椎，曰膂骨”。《仪礼》郑玄注：“脊者，体之正也”，《吕氏春秋·君守》高诱注：“正，直也”，《中说·王道》阮逸注：“冲，直也”。

由上，则“伏”为“太”之误字，“膂”为“冲”之义变字，“伏膂之脉”，即《甲乙经》“太冲之脉”，《素问》袭录致误。

“此邪气客于头项循膂而下者也”及其后之八十八字，为今本《素问·疟论》增益补充《甲乙经》之文。林亿《新校正》：“全元起本及《甲乙经》《太素》自此‘邪客于头项’至‘则病作故’八十八字，并无”。《病源卷十一·疟病诸候》亦无此八十八字。

《甲乙经》“邪气上所合，则其病作”，《素问》作“邪气之所合，则其府也”。“府”，为“病”之形误，此袭录之笔误。

9.《甲乙经·卷十二·卧肉苛诸息有音及喘第三》：“今邪气客于五藏，则卫气独营其外，行于阳，不得入于阴。行于阳则阳气盛，阳气盛则阳跻满，不得入于阴，阴气虚，故目不得眠。”

《素问·逆调论》：“人有逆气不得卧而息有音者，有不得卧而息无音者，有起居如故而息有音者，有得卧，行而喘者，有不得卧，不能行而喘者，有不得卧，卧而喘者，皆何藏使然？愿闻其故。岐伯曰：不得卧而息有音者，是阳明之逆也。足三阳者不行，今逆而上行，故息有音也。阳明者胃脉也。胃者六府之海，其气亦下行，阳明逆不得从其道，故不得卧也。《下经》曰：胃不和则卧不安，此之谓也。夫起居如故而息有音者，此肺之络脉逆也。络脉不得随经上下，故留经而不行，络脉之病人也微，故起居如故而息有音也。夫不得卧，卧则喘者，是水气之客也。夫水者循津液而流也。肾者水藏，主津液，主卧与喘也。”

《素问》将《甲乙经》“不得眠”之“阳盛阴虚”一种病因，发展成了“不得卧”之阳明逆、胃失和、肺络逆、水气客等多种病因。又《甲乙经·卷十二·第一》“卫气昼行于阳，夜行于阴。阴主夜，夜主卧”、“阳气尽，阴气盛，则目瞑，阴气尽，阳气盛，则寝。”与此前说类同。

10.《甲乙经·卷十一·足太阴厥脉病发溏泄下痢第五》：“春伤于风，夏生飧泄”。“飧泄”后，当有脱文。《太素·卷三十·四时之变》：“冬伤于寒，春生瘅热；春伤于风，夏生飧泄肠澼；夏伤于暑，秋生痎疟；秋伤于湿，冬生咳嗽。是谓四时之序。”《灵枢·论疾诊尺》“飧泄”作“后泄”。其余同《太素》。是《太素》之文，当是《甲乙经》之原文。今本《甲乙经》脱漏。

《素问·阴阳应象大论》："故曰：冬伤于寒，春必温病；春伤于风，夏生飧泄；夏伤于暑，秋必痎疟；秋伤于湿，冬生咳嗽"。此《素问》袭《甲乙经》之文。"痺热"，义变为"温病"。

11.《甲乙经·卷五·针道第四》："凡用针者，虚则实之，满则泄之，菀陈则除之。邪胜则虚之。大要曰：徐而疾则实，疾而徐则虚。言其实与虚，若有若无。察后与先，若存若亡。为虚为实，若得若失，虚实之妙，九针最妙。补写之时，以针为之。"

《素问·针解篇》："刺虚则实之者，针下热也，气实乃热也。满而泄之者，针下寒也。气虚乃寒也。菀陈则除之者，出恶血也。邪胜则虚之者，出针勿按。徐而疾则实者，徐出针而疾按之。疾而徐则虚者，疾出针而徐按之。言实与虚者，寒温气多少也。若无若有者，疾不可知也。察先与后者，知病先后也。为虚与实者，工勿失其法。若得若失者，离其法也。虚实之要，九针最妙者，为其各有所宜也。补泻之时者，与气开阖相合也。九针之名，各不同形者，针穷其所当补泻也。"

《素问》此段，是对《甲乙经》该段之解释。其时当在《甲乙经》之后。

第三节 《甲乙经》的成书年代

《隋书·经籍志》："《黄帝甲乙经》，十卷，音一卷。"

《旧唐书·经籍志》："《黄帝三部针经》十三卷，皇甫谧撰。"

是《甲乙经》原书，并没有冠著者，至《旧唐书》始冠以"皇甫谧撰"。这就是说，皇甫谧未必是《甲乙经》的作者。根据我们的研究分析，皇甫谧虽是晋时名儒，但却不是《甲乙经》的作者。《旧唐书》之说不可靠。

葛洪是晋时的一位药物学家和医学家。据王明《抱朴子内篇校释·序言》，葛洪的生卒年代为283～363年。《晋书·葛洪传》说葛洪著有“《金匮药方》一百卷，《肘后要急方》四卷”，另“抄五经史汉百家之言方技杂事三百一十卷”。葛洪还著有《抱朴子内篇》《抱朴子外篇》《玉函方》《神仙服食药方》《服食方》《黑发酒方》等六十多种著作。尽管葛洪博学广识，著述甚丰，却只字未提“《甲乙经》”并引录其文。是葛洪时，也就是公元363年前尚无《甲乙经》之书。

葛洪《抱朴子内篇·卷十三·极言》：“五味入口，不欲偏多。故酸多伤脾，苦多伤肺，辛多伤肝，咸多伤心，甘多伤肾。此五行自然之理也。”

《甲乙经·卷六·五味所宜五藏生病大论》：“酸先走肝”、“苦先走心”、“辛先走肺”、“甘先走脾”、“咸先走肾”。

二者之说，截然不同。是葛洪之时尚无《甲乙经》之说及其书之佐证。

汗、吐、下三法，为东汉时盛行之治病之法，在张仲景《伤寒论》中随处可见。至晋时，汗吐下攻病之遗风犹存。葛洪《抱朴子内篇·卷五·至理》：“麻黄、大青之主伤寒，俗人犹谓不然也。宁煞生请福，分著问崇，不肯信良医之攻病。”

《伤寒论》中汗吐下三法称之为“攻”。《伤寒论》29条：“伤寒，脉浮，自汗出……反与桂枝汤攻其表，此误也。”《伤寒论》208条：“腹满而喘，有潮热者，此外欲解，可攻里也，手足濈然汗出者，此大便已硬也，大承气汤主之。”《伤寒论》209条：“此有燥屎也，乃可攻之。若不转矢气者，此但初头硬，后必溏，不可攻之。”

《抱朴子内篇》“麻黄”后言“医之攻病”，是其仍袭承汉时汗、吐、下称“攻”之风气。

晋·嵇康（公元224～263年）《嵇中散集·卷三》：“夫服药求汗，或有弗获。”此又晋时仍尚汗法之佐证。

在《甲乙经》中，很难找到崇尚汗、吐、下三法之论述。所以我们说《甲乙经》的成书不在晋代。因为其没有明显的具有时代性的汗、吐、下之所谓“攻”法。这也算是一种旁证吧。

晋时尚养生，葛洪《抱朴子·卷十三·极言》：“体已素病，因风寒暑湿者以发之耳。苟令正气不衰，形神相卫，莫之能伤也”。葛洪本人，又极善于炼丹修练，好神仙长生之术。此时养生神仙之书，又极为丰富。据《抱朴子内篇卷十九·遐览》所载，就有《九生经》《二十四生经》《九仙经》《灵卜仙经》《养生书》等二百多种。但在《甲乙经》中，除卷一第二后人补入《素问·四气调神大论》之“逆春气则少阳不生”一段外，未见养生其他专论。此系《甲乙经》不在晋时佐证之二。

《难经》之“难”字，即“问”义。公元前93年，文学家东方朔作《答客难》，“难”也是“问”义。可见，东汉之前，著问答之书，多用“难”字。至晋·葛洪《抱朴子·对俗》，仍有“或人难曰”，是此时“难”尚作“问”字用。《抱朴子·对俗》中又有“或问曰”之语。“难”、“问”交杂使用。由此我们以为晋时是“难”至“问”的过渡阶段。在《甲乙经》中，则直接用“问”而不用“难”了，这是《甲乙经》非晋时之作佐证之三。

晋时文风浮藻，著书立说，文章华而不实。据《中国文化史年表》载，南北朝·西魏时“欲改晋以来文章浮华之风”。而《甲乙经》之初本，文词朴实，显非晋时风气。此是《甲乙经》非晋时之作佐证之四。

汉晋时，火针称“烧针”、“温针”。《伤寒论》29条：“若重发汗，复加烧针，四逆汤主之”；117条：“烧针令其汗”；221条：“若加温针，必怵惕，烦躁，不得眠。”《金匮要略》：“太阳中暍……加温针，则发热甚。”

《甲乙经·卷二·经筋第六》：“治在燔针劫刺，以知为数，痛为输”，《甲乙经卷五·九针九变十二节五刺五邪第二》：“九曰焠刺，焠刺者，燔针取痹气也。”

《甲乙经》改称“烧针”、“温针”为“燔针”，是时代变迁，词汇发生变化所致。此系《甲乙经》非晋时之书，佐证之五。

据《中国文化史年表》，公元562年，南北朝陈人知聪携《针灸甲乙经》《明堂图》等一百六十余卷医书抵日本。其后不久，即公元七世纪初，日本规定医学必修《甲乙经》《本草》《素问》等书（见山东中医学院编《甲乙经校释·前言》）。

这说明《甲乙经》产生在562年之前。前面的论述说明，《甲乙经》不在晋代成书。这就使《甲乙经》的成书年代有了一个大致范围，即公元420～562年之间。

梁·阮孝绪之《七录》即载有“《甲乙经》十二卷”。这表明距梁前不远，就已有了《甲乙经》。所以《七录》才能够载录其书名。南北朝之梁朝，在公元502～557年之间。这又可将《甲乙经》成书年代的下限，由562年提前到502年，即420～502年之间。

北齐·魏收所著的《魏书·崔彧传》中说：“彧少尝诣青州，逢隐逸沙门，教以《素问》《九卷》及《甲乙经》，遂善医术。中山王英子略曾病，王显（483～515年人）等不能疗，彧针之，抽针即愈。”

北齐为550～577年。魏收著《魏书》的年代，离《甲乙经》成书之时较近。其时《甲乙经》已经流传较广，作为医者学习之书而普及。崔彧为中山王英子略治病的时间，大致在500年间左右。此时崔彧习《甲乙经》后已医术大长，是《甲乙经》之书，问世后不久即传播开来，受到医家欢迎，并且很快又传播到日本。

隋·李百药《北齐书·方技列传》：“马嗣明，河内人，少明医术，博综经方，《甲乙经》《素问》《明堂》《本草》莫不咸诵……嗣明隋初卒。”是彼时《甲乙经》之书，已较盛行。

我们注意到，在公元420~502年之间，即我们分析认为的《甲乙经》之成书年代范围之内，南北朝之程天祚著有一部《针经灸经》（《中国医史年表》据《隋书经籍志考证》）。

日·丹波元胤《中国医籍考·卷二十一》：“程氏天祚《针经》，隋志六卷，佚”；陈邦贤《中国医学人名志》：“程天祚，著有《针经》，见《隋志》”；安徽中医学院、上海中医学院编《针灸学辞典》：“程天祚《针经》，见隋书经籍志。”

古书常一书多名，我们在前面已有论述。此处仅四家所述，已有《针经灸经》《针经》两个名称。史书又常将一书异名之书重复载录，致使一书常成多名。如《甲乙经》即有《黄帝甲乙经》《黄帝三部针经》《针灸甲乙经》等多种名称。由此，我们分析程天祚之《针经灸经》可分离为《针经》《灸经》二名。《灸经》之“灸”，其音又可分离音转为“甲乙”二音。则《甲乙经》即程氏之《针经灸经》音转分离而来。其成书时间，又在我们分析划定的范围之内。据《中国医史年表》，《针经灸经》成书于450年，这也就是《甲乙经》成书的时间。

《甲乙经》自450年问世后，即有《针经》《灸经》《针灸经》等多种名称。

晋·葛洪《抱朴子内篇·遐览》载有一部与《甲乙经》同名的书“《甲乙经》一百七十卷”，书中以甲、乙、丙、丁等序为部，实为道家《太平经》一书的别名。王明注：“《太平经》五十卷。《后汉书·襄楷传》载：于吉《神书》百七十卷，号《太平青领书》。唐·李贤注：《神书》，即道家《太平经》也。其经以甲、乙、丙、丁、戊、己、庚、辛、壬、癸为部，每部一十七卷，而《抱朴子》书录《太平经》仅五十卷，未晓何故？下文又著录《甲乙经》一百七十卷，盖非晋·皇甫谧所撰之医经，乃于吉《神书》一百七十卷尔。”

后人是否将此《甲乙经》十干定部之说混淆于医经之《甲乙经》，现虽未知。但梁《七录》初载《甲乙经》为十二卷。程天祚《针经》又为六卷，而均非十卷。则此甲乙分卷之说当不攻自破。

隋唐前叫做《针经》的书，有多种（多亡佚），其所指不同。如《中国医史年表》所载三国·吕博之《玉匮针经》、西晋·张子存之《赤乌神针经》（“赤乌神”，实为“扁鹊”之互文）、程天祚之《针经灸经》等。宣统三年《山东通志卷一百三十六·艺文·医家》载南朝·宋·徐叔向著有《针灸要钞》一卷。由此我们知道，“针”与“灸”连用为书名者，始自晋后之南北朝时期。

自程天祚之《针经》（即《甲乙经》）450年问世后，其传本多而流传广。所以《太素》前所称之“针经”，多指此书。

公元552年，我国赠《针经》予日本钦明天皇（《中国医史年表》据日·藤井尚久《医学文化年表》）。此《针经》，实即《甲乙经》。

据《医学读书志》，梁时之《七录》载有：“《甲乙经十二卷》《针灸经十二卷》”。这分明是一书二名，《七录》重复记载。我们前面说过，史书对于重名之书，重复记载之例很多。此处之《针灸经》《甲乙经》实为一书，且同为“十二卷”，是其本一书二名可知。后人将二名合并，又称之为《针灸甲乙经》。殊不知“甲乙”本是“灸”音之分离，而误合为一。由此，同时可以佐证我们的观点，程天祚之《针经灸经》，即《甲乙经》。

第四节　《甲乙经》的作者不是皇甫谧

将《甲乙经》的作者误冠以皇甫谧，是《旧唐书》的错误。于是，后人多沿袭其误，认为皇甫谧是《甲乙经》的作者。如

《唐书·艺文志》《宋史·艺文志》、明《国史经籍志》、明《传是楼书目》、明《万卷堂书目》、明《医藏书目》、清《四库全书总目提要》等，以及唐宋后等医书医者，均云皇甫谧撰，无人提出异议。

我们主要有三点理由，来否定皇甫谧是《甲乙经》的作者。

一、皇甫谧的生卒年代，与《甲乙经》的成书年代不合

《中国医史年表》据《晋书·皇甫谧传》，认为皇甫谧生于216年，卒于283年。《晋书·皇甫谧传》说其卒于太康三年，即282年，时年68岁，则其生卒年当为214~282年。而我们的研究分析认为，《甲乙经》成书于450年。此时皇甫谧早已去世，则不可能为《甲乙经》的作者了。

过去认为《甲乙经》的成书年代，多以《甲乙经》皇甫谧序中之“甘露”年为据，说是256年左右。但《甲乙经》之序，并非皇甫谧所撰。皇甫谧不可能在其死后一百七十年后再为《甲乙经》作序。

《甲乙经·序》中说：“《黄帝内经》十八卷，今有《针经》九卷，《素问》九卷。二九十八卷，即《内经》也。”《素问》《针经》均晋以后之书，皇甫谧均不得见，怎能引在序中？此唐时之人借皇甫谧其名其时，撰述其序，所以不能依此序认定作者是皇甫谧。

前已说过，古医书常不著书名，后人则多以神名或名流之名冠以著者，如《黄帝内经》《扁鹊内经》《神农本草经》秦越人《难经》等。此则将晋时之名儒皇甫谧，冠为《甲乙经》之作者。

二、《晋书·皇甫谧传》中并未说皇甫谧著有《甲乙经》之书

皇甫谧为晋之名儒，故《晋书》为其立传。但在《皇甫谧

传》通篇中，并未说他著过《甲乙经》之书。

《晋书·皇甫谧传》："皇甫谧，字士安，幼名静。安定朝那人。居贫。躬自稼穑，带经而农。遂博综典籍百家之言。沉静寡欲，始有高尚之志。以著述为务，自号玄晏先生。著有《礼乐圣真之论》。"

后得风痹疾，犹手不辍卷。究宾主之论，以难解者，名曰《释劝》。曰：'若黄帝创制于九经，岐伯剖腹以蠲肠，扁鹊造虢而尸起，文挚徇命于齐王，医术显术于秦、晋，仓公发秘于汉皇，华佗存精于独识，仲景垂妙于定方。生不逢乎若人，故乞命诉乎明王'。武帝频下诏敦逼不已，并不应。

太康三年卒，时年68。所著诗赋诔颂论难甚多，又撰《帝王世纪》《年历》《高士》《逸士》《列女》等传，《玄晏春秋》，并重于世。"

清·吴士鉴《补晋书·经籍志》载皇甫谧著有《礼乐圣真论》。

《玉海书目》："晋·正始初，安定皇甫谧以汉纪残缺，博案经传，旁观百家，著《帝王世纪》并《年历》，合十二篇，起太昊帝，讫汉献帝。"

《隋志》载皇甫谧撰《高士传》六卷、《玄晏春秋》三卷。《隋志》《唐志》载皇甫谧著《逸士传》一卷，《列女传》六卷，《征士皇甫谧集》二卷。

皇甫谧虽然"以著述为务"，且著述"甚多"，但并无医学著作之记载，所以说其并不是《甲乙经》的作者。

三、皇甫谧是文史学家而不是医学家

据《晋书·皇甫谧》所载皇甫谧生平之事，多为著述文史之书，并无习医成为医家并撰著医书之说。虽然"得风痹疾"，"犹手不辍卷"，但并未指出他得病后开始习医并著医说。即使是托名皇甫谧所撰的《甲乙经·序》中，也未指出他病后习医著医书之事。《甲乙经·序》只是在《晋书·皇甫谧传》“后得风痹病”的基础上，推算添加了“甘露中，吾病风”之时间。

“甘露”之年号，有两个时间概念。据《中国历史年代简表》，一指三国·魏之甘露年，即256~260年，注家多持此说。一指西晋之甘露年，即265~266年。若依《晋书》所载之“后得风痹疾”，则当指皇甫谧晚年得风痹病，应以265~266年为是，此值皇甫谧56岁，与《晋书》所说之“后”相合。

《甲乙经·序》为什么省去了《晋书》“风痹疾”之“痹疾”二字，而只说“吾病风”之“风”一字呢？这是障人眼目之法。伪造皇甫谧自序之人，唯恐被人识破破绽，所以不敢全文袭用《晋书》之说。尽管如此，我们认为《甲乙经·序》仍然是沿袭《晋书》之说，因为其风病之本质，并未发生改变。

《晋书》是唐·贞观年间房乔等人集体编撰。贞观指公元627~649年间。可知伪造《甲乙经·序》者在唐·贞观之后，并非皇甫谧本人所撰。

皇甫谧晚年患了“风痹”病，就是现在所说的关节、肌肉疼痛或麻木不仁之病，并不是瘫痪或半身不遂之病。所以他仍然能够伏案著书，“手不辍卷”。但《晋书》并未说他自此开始习医，改著医书了。所以我们说皇甫谧并不是医学家。

将皇甫谧误认为是医家，一是因于《旧唐书·经籍志》。他将《甲乙经》冠为皇甫谧撰，这就误使后人认为皇甫谧是医学家。另一原因，归咎于《太平御览》所引《晋书》之增文。《太平御览》七百二十二引《晋书》说：“后得风痹疾，因而学医，习览经方，手不辍卷，遂尽其妙。”由于在《晋书》“后得风痹疾，犹手不辍卷”的基础上，增赘了“因而学医，习览经方”八字，遂使文义骤变，皇甫谧变成医学家了。

第四章　《素问》成书于490年左右

第一节　《素问》的成书年代

一、从语法关系看《素问》的成书年代

我们在第三章中说过，《甲乙经》在《素问》之前。通过我们的研究分析，认为《甲乙经》成书于公元450年。那么《素问》的成书时间当在450年之后。下面先从语法关系的角度，来讨论一下《素问》的成书年代问题。

著名古汉语学家王力先生在《汉语史稿》中说：“‘其’作主语，在南北朝以后。”我们看一看《素问》中，“其”字作主语的情况。

1.《素问·金匮真言论》：“东方青色……其应四时，上为岁星”。“应”，动词，“应合”义，作谓语。“其”，在此作主语。下文“其应四时，上为荧惑星”、“其应四时，上为镇星”等，例同。

2.《素问·阴阳应象大论》：“其盛，可待衰而已”，“其高者，因而越之；其下者，引而竭之；中满者，泻之于内；其有邪者，渍形以为汗；其在皮者，汗而发之；其慓悍者，按而收之；其实者，散而写之。”

“其盛”、“其高者”、“其下者”、“其有邪者”、“其在皮者”、“其慓悍者”、“其实者”等，均作主语。

3.《素问·阴阳别论》：“二阳之病发心脾，有不得隐曲，

女子不月。其传为风消，其传为息贲者，死不治。”

“消”，为“哮”之音转。“风消”即“风哮”，指哮喘病。哮喘病如风哮之鸣响，所以叫它“风哮”。“其”，在此作主语，指代病。“其传为风消”，即“病转变为哮喘”之义。

“贲”有“大”义、“急”义。“息贲”，指气粗大而急之症。《尚书·大传》郑玄注：“贲，大也”。《素问·缪刺论》王冰注：“贲，谓气奔也”。“其传为息贲”，即“病变为气急气喘之病症”义。此“息贲”，与前文“风消”，互文同义。

《素问·阴阳别论》：“三阳为病发寒热，下为痈肿，及为痿厥腨痟。其传为索泽，其传为颓疝”。

“索泽”，口渴求水，当为消渴病之别称。“颓疝”，指阴囊肿大之类的病症。“其传为索泽，其传为颓疝”，即“病转变为消渴，病转变为阴囊肿大”之义。“其”，在此作主语。

《素问·阴阳别论》：“一阳发病，少气、善咳、善泄。其传为心掣，其传为隔。”

“心掣”，心悸之类的病症。

“隔”为“鬲”之音转。《汉书·地理志》颜师古注：“鬲与隔同”。“鬲”，是锅一类的器具。《说文·鬲部》：“鬲，鼎属，实五谷，斗二升。”《广雅·释器》：“鬲，釜也。”“鬲”，在此引指膨胀之病。

“其传为心掣，其传为隔”，即“病变为心悸证，病变为膨胀病”之义。“其”，作主语。

4.《素问·五藏生成篇》：“心之合脉也，其荣色也，其主肾也；肺之合皮也，其荣毛也，其主心也；肝之合筋也，其荣爪也，其主肺也；脾之合肉也，其荣唇也，其主肝也；肾之合骨也，其荣发也，其主脾也。”

“荣”，动词，“荣养”之义。“其荣色”，即“它荣养色泽”义。“其荣毛”，即“它荣养毛”之义。

“主”通“注”，动词，“通连”之义。五藏通过经络相互通连，所以说“注”。“其主肾”、“其主心”，即“它通连肾”、“它通连心”之义。“其”，在此作主语，指代相应的藏器。

5.《素问·诊要经终论》：“太阳之脉，其终也，戴眼，反折瘈疭”。“终”，动词，作谓语。“其”，代词，作主语。

《素问·诊要经终论》：“其死也，色先青白，乃死矣。”

“死”，动词，死亡之义。“其”，代词，作主语。

6.《素问·脉要精微论》：“其耎而散者，当消环自已”、“其耎而散者，当病灌汗”、“其耎而散色泽者，当病溢饮”、“其耎而散者，当病食痹”、“其耎而散色不泽者，当病足骱肿”、“其耎而散者，当病少血”。

“其耎而散者”、“其耎而散色泽者”、“其耎而散色不泽者”等，均为主语。

《素问·脉要精微论》：“其有躁者在手”、“其有静者在足”。“在”，“察”义。《管子集校》：“在，察也”。“其有躁者”，“其有静者”，在此均作主语。

7.《素问·玉机真藏论》：“其不及，则令人胸痛引背，下则两胁胠满。”

“其不及，则令人烦心，上见咳唾，下为气泄。”

“其不及，则令人喘，呼吸少气而咳，上气见血，下闻病音。”

“其不及，则令人心悬如病饥，眇中清，脊中痛，少腹满，小便变。”

“其不及，则令人九窍不通。”

上述之“其”，均作主语。

《素问·玉机真藏论》：“其至皆悬绝沉濇者，命曰逆。”

“其至皆悬绝沉濇者”，主语。

8.《素问·三部九候论》：“其应过五寸以上，蠕蠕然者不病；其应疾，中手浑浑然者病；中手徐徐然者病；其应上不能至五寸，弹之不应者死。”

“其”，指代“脉”。作主语。

“其可治者奈何？”

“其可治者”，主语。

9.《素问·八正神明论》：“腠理开，逢虚风，其中人也，微。”

“中”，“伤”义。动词。“其”，作主语。

10.《素问·离合真邪论》：“余愿闻邪气之在经也，其病人何如？”

“病”，在此作动词。“其”，指代邪气。作主语。

《素问·离合真邪论》：“经之动脉，其至也，亦时陇起。其行于脉中循循然，甚至寸口，中手也，时大时小。”

“至”，动词，“到来”义。“行”，动词，“运行”义。三“其”，均指代经血之气。在此作主语。

11.《素问·阳明脉解篇》：“其弃衣而走者，何也？”

“其弃衣而走者”，主语。

《素问·阳明脉解篇》：“其妄言骂詈，不避亲疏而歌者，何也？”

“其妄言骂詈不避亲疏而歌者”，主语。

12.《素问·热论》：“其未满三日者，可汗而已；其满三日者，可泄而已。”

“其未满三日者”，“其满三日者”，主语。

13.《素问·评热病论》：“其为病也，使人强上冥视，唾出若涕，恶风而振寒。”

“其”，指代前文“劳风”之病。在此作主语。

14.《素问·疟论》：“其出于风府，日下一节，二十五日下至骶骨。”

“其”，指代疟邪，在此作主语。

《素问·疟论》：“其以秋病者，寒甚”。“其以秋病者”，主语。

《素问·疟论》：“其但热而不寒者，阴气先绝，阳气独发。”

“其”，指代疟病。主语。

15.《素问·刺疟篇》：“十二疟者，其发各不同时。”

“发”，动词，发作。“其”，指代十二疟，主语。

16.《素问·腹中论》：“其时有复发者，何也?”

“其时有复发者”，主语。

17.《素问·痹论》：“其有五者，何也?”

“其有五者”，主语。

《素问·痹论》：“其入藏者，死；其留连筋骨间者，疼久；其留皮肤间者，易已。”

“其入藏者”、“其留连筋骨者”、“其留皮肤间者”，均为主语。“其”，指代痹邪。

《素问·痹论》：“其不痛不仁者，病久入深，荣卫之行濇，经络时疏，故不通。”

“其”，指代痹病。主语。

18.《素问·皮部论》：“其入于络也，则络脉盛色变；其入客于经也，则感虚乃陷下；其留于筋骨之间，寒多则筋挛骨痛，热多则筋弛骨消。”

“其”，指代邪气。主语。

19.《素问·骨空论》：“其少腹直上者，贯齐中央，上贯心入喉，上颐还唇。”

“其少腹直上者”，指督脉从小腹直上者。“其”指代督脉。主语。

20.《素问·调经论》：“夫邪之生也，或生于阴，或生于阳。其生于阳者，得之风雨寒暑；其生于阴者，得之饮食居处，阴阳喜怒。”

“其生于阳者”，“其生于阴者”，主语。“其”指代邪气。

21.《素问·缪刺论》：“其不时闻者，不可刺也。”

“其”，指代病人。“其不时闻者”，主语。

22.《素问·徵四失论》：“其时有过失者，请闻其事解也。”“其”，指代医生。主语。

二、从词汇看《素问》的成书年代

1. 澼

《素问·生气通天论》：“因而饱食，筋脉横解，肠澼为痔。”

《素问·通评虚实论》：“帝曰：肠澼便血何如？岐伯曰：身热则死，寒则生。帝曰：肠澼下白沫何如？岐伯曰：脉沉则生，脉浮则死。帝曰：肠澼下脓血何如？岐伯曰：脉悬绝则死，滑大则生。岐伯曰：肠澼之属，身不热，脉不悬绝何如？岐伯曰：滑大者曰生，悬涩者曰死。”

“澼”字，《说文》不载。汉前应用较少。从《庄子·逍遥遊》“世世以洴澼统为事”之注解看，“澼”是“击”义，与医学之应用义关系不大。成玄英注：“澼，擗也”。王念孙：“澼言擗，谓击也”。

“澼”有“病”义。其音义皆由“痹”字发展而来。从这种意义上来说，“痹”与“澼”是古今字。

“痹”在东汉时有“病”义。《说文·疒部》：“痹，湿病也。”又：“痿，痹也。”《广雅·释诂》：“痿，病也。”《广韵·至韵》：“痹，脚冷湿病也。”《汉书·哀帝纪赞》颜师古注：“痿，病两足不能相过曰痿。”是“痹”、“痿”均有“病”义。

在东汉张仲景《金匮要略》中，“痹”字体现出其“病”义来。《金匮要略·胸痹心痛短气病脉证治第九》：“今阳虚知在上焦，所以胸痹心痛者，以其阴弦故也”；“胸痹不得卧，心痛彻背者，栝蒌薤白半夏汤主之”；“胸痹心中痞气，气结在胸，胸满，胁下逆抢心，枳实薤白桂枝汤主之”；“胸痹，胸中气塞，短气，茯苓杏仁甘草汤主之”。其“痹”，均可用“病”义作解释。

《汉书·贾谊传》颜师古注：“辟，足病”，《诗·荡》陆德明释文：“辟，邪也”。《说文通训定声》：“辟，叚借又为痺。”王筠《说文句读》：“痹，俗伪为痺。”“澼”从“辟”音。则“澼”又可为“痹”之音转。

《素问·大奇论》：“心肝澼亦下血。”此“澼”正为“病”义。

由上可知，“痹”字的使用在前，“澼”字的使用在后。

2. 长夏

《素问·金匮真言论》：“长夏善病洞泄寒中。”

《素问·平人气象论》：“长夏胃微软弱曰平。”

《素问·藏气法时论》：“病在心，愈在长夏。”

《素问·六节藏象论》：“春胜长夏，长夏胜冬。”

“长夏”一词在医书中的普遍使用，在晋代后。“长夏”指农历六月。在《礼记·月令》中，将六月称为“溽暑”。直至三国时之魏·何晏《景福殿赋》时，仍称六月为“溽暑”。

东汉时之《难经》，没有“长夏”。只在《难经·七十四难》中有“春刺井，夏刺荥，季夏刺俞”之“季夏”之说。

晋时之《脉经》，仍以“季夏”为称。

《脉经·卷三·肝胆部第一》：“肝象木……王，春三月；废，夏三月；囚，季夏六月。”

《脉经·卷三·脾胃部第三》：“六月季夏建未，坤未之间土之位，脾王之时，其脉大。”

《脉经·卷六》：“故知肥气以季夏得之”、“季夏刺太冲”、“季夏刺大陵”、“季夏刺公孙”、“季夏刺太渊”。

《素问》中广泛使用“长夏”而不用“季夏”，是词汇的时代变迁所致。这说明《素问》的时代晚于晋代。

3. 肉

左民安在《细说汉字》一书中说：“‘肌’字和‘肉’字，在先秦时代各有各的含义。一般来说，‘肉’是指禽兽的肉，‘肌’是指人的肉。可是到了汉代以后，除了‘肌’字仍不能指禽兽的肉而外，‘肉’也能用来指人的肌肉了。”

我们来看《素问》中“肉”指人的肌肉的情况：

《素问·上古天真论》：“四八筋骨隆盛，肌肉满壮”；“独立守神，肌肉若一。”

《素问·生气通天论》：“失之则内闭九窍，外壅肌肉”；“陷脉为瘘，留连肉腠”；“营气不从，逆于肉理，乃生痈肿”；“清静则肉腠闭拒，虽有大风苛毒，弗之能害。”

《素问·金匮真言论》：“是以知病之在肉也。”

《素问·阴阳应象大论》：“中央生湿……脾生肉，肉生肺……在体为肉。”

《素问·五藏生成篇》：“脾之合肉也”；“多食酸，则肉胝䐢而唇揭。”

《素问·平人气象论》：“脾藏肌肉之气也。”

《素问·玉机真藏论》：“大骨枯槁，大肉陷下。”

《素问·藏气法时论》：“脾病者，身重，善肌肉痿。”

《素问》中“肉”被广泛用来指人的肌肉，说明其成书至少在汉代以后。

4. 䦷䦷

《素问·阴阳离合论》：“阴阳䦷䦷，积传为一周，气里形表而为相成也。”

“䦷”字，《说文》及其他字书均不载，为《素问》之独有字。据《新校正》，其读音当为“冲”音（chong）。林亿《新校正》说："按别本'霻霻'作'衝衝'"。"衝"读音为"冲"。

王冰《素问·阴阳离合论》注："霻霻，言气之往来也。"此"霻霻"之义，是运行不息之义。《说文·雨部》："雩（音yu），羽舞也"，《尔雅·释训》："舞，雩也"。段玉裁《说文解字注》："'雩，或作'亏'"。《史记·刺客列传》司马贞索隐："重，犹复也"。舞是运动，重是反复。此"霻"字组字之义，即喻往返运行，循环不止之义。

据《新校正》，"霻"为"衝"之音转。而"衝"又为"憧"之音转。"憧"音亦读"冲"，所以我们说"霻"音当读"冲"（chong）。

《广雅·释训》："憧憧，往来貌"。王念孙疏："《咸·九四》：'憧憧往来，朋以尔思'。《释文》：'憧憧，亦作偅偅'。《易林·咸之坤》云：'心恶来怪，衝衝何懼'，并字异而义同。"《易·咸》陆德明释文："憧憧，往来不绝貌。"《说文通训定声》："'偅'，叚借为'憧'"。是憧、偅、衝、霻，古并通。

王冰《素问》本用"霻"字，而《新校正》说《素问》之别本用"衝"字。说明"霻"字的产生，距王冰时不远。

5. 著

《素问·痹论》："湿气盛者，为著痹也。"

《素问·诊要经终论》："邪气著藏。"

《素问·通评虚实论》："故瘦留著也。"

《说文》无"著"字。"著"起初的含义为"明"、"显"义。其"附"、"留"之义是后起义。

《周礼·春官·大宗伯》："言馈食者著有黍稷"，贾公彦疏："著，明也"；《楚辞·九辩》"惟著意而得之"；洪兴祖注："著，明也"；《汉书·礼乐志》"故先王著其教焉"。颜师古注："著，明也"；《礼记·乐记》"著不息者，天也"。郑玄注："著，犹明白也"，孔颖达疏："著，谓显著。"

“著”由“明”义，引伸为书写之义。《素问·玉版论要篇》：“著之玉版”。《汉书·张良传》“非天下所以存亡，故不著”，颜师古注：“著，谓书之于史。”《汉书·沟洫志》“为著外县六月”。颜师古注：“著，谓著于簿籍也。”

“著”成“附留”之义，其时较晚。《慧琳音义》卷十二注引《桂苑珠丛》：“著，附也”；《广韵·药韵》：“著，附也”；《集韵·药韵》：“著，附也”；《玄应音义·卷三》注引《字书》：“著，相附著也。”

《素问·痹论》之“著痹”，《素问·诊要经终论》之“著藏”，《素问·通评虚实论》之“留著”等，其“著”均“附著”、“留滞”之义。

6. 癃

“癃”，本指疲劳之病。至汉《五十二病方》时，“癃”指小便不利之病。到《素问》时，“癃”在小便不利之义的基础上，又衍生出了“病”义。这更是一种后起义，说明《素问》的时代较晚。

《五十二病方》：“痒（癃），弱（溺）不利，脬盈。”

《素问·宣明五气篇》：“膀胱不利为癃。”

《素问·奇病论》：“有癃者，一日数十溲。”

《素问·气厥论》：“胞移热于膀胱，则癃溺血。”

《说文·疒部》：“癃，罷病也”；《汉书·高帝纪》“年老癃病”。颜师古注：“癃，疲病也”；《资治通鉴·齐纪二》胡三省注引《释名》：“疲病曰癃”。是“癃”本“疲病”义。

西汉淳于意之《诊籍》时，尚无“癃”病之记载。《史记·扁鹊仓公列传》：“涌疝也，令人不得前后溲”；“齐王太后病，召臣意入诊脉，曰：风瘅客脬，难于大小溲，溺赤”、“病气疝，客于膀胱，难于前后溲，而溺赤……出于病得之欲溺不得。”是此时只称“不得前后溲”、“难于大小溲”、“难于前后溲”、“欲溺不得”。而无“癃”之说。

《素问·刺疟论》：“小便不利如癃状”。王冰注：“癃，谓不得小便也。”《集韵·东韵》：“癃，或作痒、疒”。是“癃”有小便闭阻不利之义。

至于《素问·奇病论》“有癃者”及《素问·气厥论》“则癃溺血”之“癃”，则明明为“病”义。

7. 弛

《素问·生气通天论》：“湿热不攘，大筋緛短，小筋弛长。緛短为拘，弛长为痿。”

“弛”，音 chí。今本《说文》《广韵》未收其字。至《集韵》始收载。《集韵》音“赏是切”。

弛为“懈”义。其“松懈”之义，东汉以后应用较多。《后汉书·光武帝纪》李贤注：“弛，解也”、又“弛，解脱也”。《慧琳音义·卷九十七》注：“弛，弓解也。”《后汉书·朱浮传》李贤注：“弛，释下也。”

《广雅·释诂》：“弛，缓也。”“缓”为弛之引伸义，其义当在“解”义之后。王冰与《广雅》之说同。他在注解《素问·生气通天论》“筋脉沮弛”及《素问·皮部论》“热多则筋弛骨消”时均说：“弛，缓也。”

《素问·汤液醪醴论》：“嗜欲无穷，而忧患不止，精气弛坏，荣泣卫除。”

此“弛”字，又是“废”义。这也是弛的引伸义。《后汉书·吴良传》“臣恐圣化由是而弛”，李贤注：“弛，废也。”《文选·西京赋》“城尉不弛柝”。薛综注：“弛，废也。”

《素问·痿论》：“思想无穷，所愿不得，意淫于外，入房太甚，宗筋弛纵，发为筋痿。”

《素问·刺要论》：“筋伤则内动肝，肝动则春病热而筋弛。”

此“弛”，“松懈”义。

8. 皶、痤

《素问·生气通天论》："劳汗当风，寒薄为皶，郁乃痤。"

皶（音 zha），《说文》《广韵》不载，是一个后起字。《集韵》音"庄加切"。

皶是晋代以后产生之字。其含义指鼻面部之小疹疱。《素问·生气通天论》张志聪注："皶，面鼻赤瘰也。"《类篇·皮部》："皶，鼻上皮包"。今称之为"酒皶鼻"，指鼻部之红疹疱点。

《素问·生气通天论》王冰注："形劳汗发，凄风外薄肤腠，居寒，脂液遂凝稸于玄府，依空渗涸，皶刺长于皮中，形如米，或如针，久者上黑，长一分余，色黄白而瘦，于玄府中。俗曰粉刺。解表已。玄府谓汗空也。痤谓色赤膜愤，内蕴血脓，形小而大，如酸枣或如按豆。此皆阳气内郁所为。"

王注之"皶"，当今之"痤疮"。今仍俗称为"粉刺"，是痤疮称为"粉刺"，由来已久。王注之"痤"，为"皶"病之重者，当今之"瘢痕型痤疮"之病。

痤（音 cuo），本指小痈肿。至《素问》时，则与皶为一类病，均指今之痤疮病。《说文·疒部》："痤，小肿也"，《荀子·君道》王先谦集解："痤，痈也"，《山海经·中山经》郭璞注："痤，痈痤也"，《管子集校》："痤疽，痈也"。此《素问》痤指粉刺之有脓脂之重者之义，为后起之义。

9. 许

《素问·五藏别论》："病不许治者，病必不治，治之无功矣。"

"许"的本义是"听"。《说文·言部》："许，听也"。《孟子·梁惠王》焦循正义："许，听也。"由"听"，引伸为"从"、"顺"义。《玉篇·言部》："许，从也"，段玉裁《说文解字注》："许，引伸之凡顺从曰许。"

有认为"许"的本义为"答应"。《吕氏春秋·首时》高诱

注:“许，诺”。左民安《细说汉字》:“‘许’字的本义是‘答应’，如《左传·僖公五年》:‘许晋使’。也就是说，答应了晋国的使者。由‘答应’之义又可引伸为‘赞许’，如《三国志·蜀志·诸葛亮传》:‘时人莫之许也’。意思是：当时的人没有不赞许他的。”

“许”作“准许”之义，也是一种引伸义，由“从”义引伸而来。其时间可能在晋代后。《广韵·语韵》:“许，许可也。”是《广韵》时，“许”已记载有“准许”之义了。

10. 飧泄

《素问·四气调神大论》:“逆之则伤肺，冬为飧泄。”

《素问·阴阳应象大论》:“清气在下，则生飧泄；浊气在上，则生䐜胀。”

《素问·藏气法时论》:“脾病者……虚则腹满肠鸣，飧泄食不化。”

《素问·痹论》:“肠痹者，数饮而不得出，中气喘争，时发飧泄。”

飧（音 sun），本指食物。《国语·晋语》韦昭注:“熟食曰飧”，《左传·昭公五年》:“飧有陪鼎”杜预注:“熟食为飧”，《诗·大东》陆德明释文:“飧，熟食也”，《周礼·司仪》郑玄注:“飧，食也”，《群经平议·春秋外传国语二》俞樾按:“飧者，夕食也”，《孟子·告子》孙奭疏:“朝食曰饔，夕食曰飧。”“飧”字又作“湌”。《集韵·魂韵》:“‘飧’，或作‘餐’，通作‘湌’。”

在《甲乙经》初本中，“飧”尚只为“食”义。《甲乙经·卷八·五藏六府胀第三》:“大肠胀者，肠鸣而痛濯濯，冬日重感于寒，则泄湌不化。”《甲乙经·卷八·气奔豚第二》:“多寒则肠鸣，飧泄不化。”

这里的“湌”或“飧”，均为“食”义，指食物。“泄湌不化”，即“泄出不消化的食物”义。“飧泄不化”，即“食物泄出不消化”之义。

《甲乙经》成书于450年，此时“飧”尚不作为病名使用，而只是“食物”的含义。至《素问》时，“飧泄”已作为病名来使用，所以《素问·藏气法时论》在“飧泄”后又增加了“食”字。由《甲乙经》之“不化”，成了“食不化”。《甲乙经》“飧”不指病名，若增“食”字则义与飧字之“食”义重复，所以无“食”字。而《素问》则不同了，它将“飧泄”视为一个病名，所以其后复云“食不化”以解释飧泄病的具体症状。

《素问》成书晚于《甲乙经》，所以我们说“飧泄”一词作为病名使用，始自450年以后的《素问》。

在《甲乙经》前，西汉淳于意之《诊籍》《五十二病方》《汉代武威医简》等，均看不到“飧泄”一名。就是东汉《难经·.五十七难》的“五泄”（胃泄、脾泄、大肠泄、小肠泄、大瘕泄），也没有“飧泄”一词。《难经》将“饮食不化”之泄，归之于“胃泄”一条中。《难经·五十七难》说：“胃泄者，饮食不化。”因此我们说，“飧泄”一词，出现较晚。

11. 躄

《素问·玉版论要》：“搏脉痹躄，寒热之交。”

躄（音 bì）。“痹躄”，即“病躄”，病足跛不能行之病义。

“躄”是一个后起字，今本《说文》不载。《汉书·贾谊传》“辟且病痱”。颜师古注：“辟，足病”。《慧琳音义·卷六十一》注引《字书》：“躄，亦足病也”。是“辟”与“躄”为古今字。“辟”字原本有“足病”的含义，后人干脆增一“足”字成“躄”，以示其“足病”之义。

《广韵》收载“躄”字，是“躄”字的使用较晚。《广韵·昔韵》：“躄，跛躄”。是“躄”指脚跛不能行走之病。

《史记·平原君虞卿列传》“民家有躄者”。张守节正义：“躄，跛也”，《慧琳音义·卷六十一》注：“躄，足跛也”，卷二十四注又说：“躄，谓足偏枯不能行也”，《文选·七发》李善注：“躄，跛不能行也”，柳宗元《起废答》蒋之翘注：“躄，人不能行也。”《广雅·释诂》王念孙疏：“跛者足屈不伸，故亦谓之躄。”

12. 㑊

《素问·平人气象论》：“尺缓脉涩，谓之解㑊。”

《素问·玉机真藏论》：“冬脉太过与不及，其病皆何如？岐伯曰：太过则令人解㑊，脊脉痛而少气不欲言。”

《素问·气厥论》：“大肠移热于胃，善食而瘦人，谓之食亦。”

《素问·刺疟篇》：“足少阳之疟，令人身体解㑊。”

《素问·刺要论》：“刺骨无伤髓，髓伤则销铄胻酸，体解㑊然不去矣。”

《素问·四时刺逆从论》：“夏刺经脉，血气乃竭，令人解㑊。”

㑊（音 yì），是《素问》之独用字，字书多不载。在《素问》中，“㑊”又与“亦”同。《素问·气厥论》“食亦”条张志聪注：“亦，解㑊也”。是“㑊”与“亦”同。

“亦”，本指“腋”。“亦”与“腋”为古今字。《说文·亦部》：“亦，人之臂亦也”，徐锴系传：“亦，人之掖也”，王筠注：“亦，在臂下曲隈之处”。段玉裁《说文解字注》：“亦、腋古今字。”

《素问》之“㑊”，当为“易”之音转。“病”义。“解㑊”，即“身体松弛无力之病”义。“食亦”，即“食病”之义。

《诸子平议·孟子》俞樾按：“‘亦’、‘易’二字古通用”。《经义述闻》：“易者，疾也”，《论语·阳货》皇侃疏：“疾，谓病也”。是“亦”通“易”而有“病”义。

“解㑊”一词，既为《素问》所独有，其产生年代应在450年以后《素问》成书之时。

13. 念

《素问·阴阳类论》：“却念上下经，阴阳从容，子所言贵，最其下也。”

此“念”作“读”解，是后起义。“念”，本义为“思念”。《说文·心部》：“念，常思也”，《尔雅·释诂》：“念，思也”，《史记·陈涉世家》司马贞索隐：“念者，思也”，《尔雅·释言》郭璞注：“念，相思念。”

“念”音转为“諗”，“告知”之义。《书·盘庚》刘逢禄注：“念，读为諗，告也”。《说文通训定声》：“諗，叚借为念”。《国语·鲁语》韦昭注：“諗，告也”。

“念”作“读”义，当由“諗”之“告”义引申而来。是一种后起之义。

三、二序之说不可靠

我们说的二序，指《伤寒论》自序和《甲乙经》自序。因为这两个序中都提到了《素问》一书，所以我们讨论《素问》的成书年代，就不得不讨论一下此二序了。

《伤寒论》自序：“乃勤求古训，博采众方，撰用《素问》《九卷》《难经·八十一难》《阴阳大论》《胎胪药录》，并《平脉辨证》，为《伤寒杂病论》合十六卷。”

《伤寒论》为汉·张仲景（张机）之书，基本上被学术界所公认。宋·林亿等在《伤寒论》序中说：“张仲景，《汉书》无传，见《名医录》，云：‘南阳人，名机，仲景乃其字也。举孝廉，官至长沙太守。始受术于同郡张伯祖，时人言，识用精微过其师’。所著论，其言精而奥，其法简而详，非浅闻寡见者所能及。”

《名医录》，即唐·甘伯宗之《名医传》，该书已亡佚，关于仲景之说，林亿等引录三十九字。

《唐书·艺文志》：“《伤寒卒病论》，十卷，张仲景。”

《宋史·艺文志》：“张仲景《伤寒论》，十卷。”

《隋书·经籍志》：“仲景后汉人。”

贾得道《中国医学史略》：“最近北京中医研究院在河北省发现一部题为梁·陶宏景撰的《辅行诀脏府用药法要》的传抄本，前有阙文，后无结尾。但比较完整地记载了51首方剂”。“外感天行方，共有阴旦、阳旦、青龙、白虎、朱鸟、玄武六名，各分大小，共12方……值得注意的是在12方前有一段‘昔南阳张玑，依此诸方，撰为《伤寒论》一部，疗治明悉，后学咸尊奉之’的话。12方之后又有一段‘张玑撰《伤寒论》，避道家之称，故其方皆非正名，但以某药名之’的话。”

陶宏景为南北朝时人，其生卒年代为452～536年。陶氏说张玑（机）撰《伤寒论》一部，这是目前离仲景时代最近的一说，其可靠性较高。

《伤寒论》是由晋·王叔和整理编次而成的。

宋《通志·艺文略》：“张仲景《伤寒论》，十卷。晋·王叔和编次。”

宋《崇文总目》：“《伤寒论》，十卷。张仲景撰。王叔和编。”

《湖广旧志·方技传》：“晋·王叔和纂次仲景《伤寒论》为三十六卷，行于世。”

钱超尘《伤寒论文献通考》：“王叔和撰次仲景遗著的时间在魏文帝曹丕黄初至魏明帝曹睿青龙三年以前这一段时间。明确说是在公元220年（黄初元年）至235年（青龙三年）这十五六年时间之内……如果从青龙年算起，距仲景逝世，不过二十年上下，距仲景始撰《伤寒杂病论》的时间，最多也只有三十二三年时间。因此，叔和撰次之本，与仲景原著最为接近。”

如据上说，《伤寒论》自序是仲景所撰也好，是叔和所作也好，既然序中说“撰用《素问》”，那么《素问》的成书年代至少应在235年之前了。我们的结论是否定的。《伤寒论》自序既不是张仲景所作，也不是王叔和所为。因此，以该序来推测《素问》的成书年代，就不可靠了。

《伤寒论》自序中有一段话：“余宗族素多，向余二百，建安纪年以来，犹未十稔，其死亡者，三分有二，伤寒者十居其七。”

《伤寒论》自序撰录这段话的依据，我们分析有三种情况。

其一，是引录自唐·甘伯宗之《名医传》。《名医传》中可能有此记载，所以将其引入《伤寒论》自序中。宋《郡斋读书志》：“按《名医录》云：仲景南阳人，名机，仲景其字也。举孝廉，官至长沙太守，以宗族二百余口，建安纪元以来，未及十稔，死者三之二，而伤寒居其七。”

如果是这样，则《伤寒论》自序则出于唐·甘伯宗之后。

其二，依据史料的记载。《伤寒论》自序的作者，应该是一位熟读史书之人。否则，他怎么能在自序之开篇就引《史记》所载秦越人入虢为虢太子诊病及望齐侯之色诊病之事呢？自序开篇说：“余每览越人入虢之诊，望齐侯之色，未尝不慨然叹其才秀也！”

秦越人入虢诊治虢太子“尸厥”假死之病及望齐恒侯之色预料其病之事，收载于《史记·扁鹊仓公列传》中。自序说“每览”，就是说经常翻阅，故对史载之事较为熟悉。

《后汉书·献帝纪》：“（建安）二年夏五月，蝗，秋九月，汉水溢。是岁饥，江淮间，民相食。”

《后汉书·五行志》：“建安二年九月，汉水流害民人，是时天下大乱。”

自然灾害之时，常是疫病漫衍之机会。《伤寒论》自序的作者，是否根据史载建安时的兵灾天祸疫情等情况，以第一人称，托名张仲景而杜撰了上述一段话。

第三种情况，“伤寒”之说，自东汉时流行以来，直至隋唐，其说仍盛行不衰。如巢元方《诸病源候论》，孙思邈《备急千金要方》《千金翼方》，王焘《外台秘要》等，都有长篇之专项以论伤寒其论其方。无论从“伤寒”临床方药的应用，还是到“伤寒”理论的研究发展等，都较东汉时有过之而无不及。难怪李顺保《伤寒论版本大全》将该时期称之为“伤寒学成熟期”。

从东汉至唐，“伤寒”说不但是医生的常用术语，也广泛被普通民众所认可和熟悉。由于把外感热性病概称为“伤寒”，所以“伤寒”的含义广泛。外感疫病发热之病，自然按其证候，将其归属为“伤寒”的范围。否则死亡率怎么会这样高呢？如《伤寒论》自序中所述的“其死亡者，三分有二，伤寒十居其七”。

隋唐期间，疫病屡发，其死亡率自然很高。公元592年，《南史·卷六·徐孝克传》载：“长安疾疫。”

《北史·卷十二·隋本纪》载隋·大业八年（612年）“大旱疫，人多死，山东尤盛。”

《唐书·卷三十六·五行志》载贞观十年（636年）“关内，河东大疫”。贞观十五年（641年）“三月，泽州疫”。贞观十六年，“夏，谷、泾、徐、戴、虢五州疫”。贞观十七年（643年），“夏，泽、濠、庐三州疫”。贞观十八年（644年），“庐、濠、巴、普、郴五州疫”。

《唐书·卷三十六·五行志》载永淳元年（682年），“冬，大疫，两京死者，相枕于路”。景龙元年（707年），“夏，自京师至山东、河北疫，死者数千”。

《全唐文纪事·卷五十二·感遇》载宝应元年（762 年），“江东大疫，死者过半，城郭邑居为之空虚”。

《唐书·卷三十六·五行志》载大顺二年（891 年），“春，淮南疫，死者十有三、四”。

《伤寒论》自序的作者，既熟读史书，又熟悉伤寒，或者依据当时的所见所闻，将此事归附为仲景家族之事，而载录于自序之中。

《伤寒论》自序中有一段话：“夫天布五行，以运万类，人禀五常，以有五藏，经络府俞，阴阳会通，玄冥幽微，变化难极，自非才高识妙，岂能探其理致哉！上古有神农、黄帝、岐伯、伯高、雷公、少俞、少师、仲文，中世有长桑、扁鹊，汉有公乘阳庆及仓公，下以此往，未之闻也。观今之医，不念思求经旨，以演其所知，各承家技，始终顺旧。省疾问病，务在口给，相对斯须，便处汤药。按寸不及尺，握手不及足，人迎、趺阳，三部不参，动数发息，不满五十，短期未知决诊，九候曾无仿佛，明堂阙庭，尽不见察，所谓窥管而已。夫欲视死别生，实为难矣。”

唐·孙思邈《备急千金要方·卷一·治病略例》（该书成书于650 年左右）此段话并未说明是张仲景之语。这与他的《千金方》《千金翼方》凡引用张仲景语均说“张仲景曰”、“仲景曰”之体例不合。是此段文字并非张仲景之语，而是后人据《千金方》将此段文字加入《伤寒论》自序中的，这也说明《伤寒论》自序的产生年代是较晚的。

据钱超尘《伤寒论文献通考》及李顺保《伤寒论版本大全》，在《康平本伤寒论》中，自序中“撰用《素问》《九卷》《难经·八十一难》《阴阳大论》《胎胪药录》，并平脉辨证”之二十三字，是作为“博采众方”一句的注文，用小字写在此句之后的。这说明这二十三字是注文而不是自序原文，宋本《伤寒论》将其混为自序原文。自序本来就产生较晚，此注文当更晚，这就更不能以此为据来推算《素问》的成书年代了。

我们将《千金方》序与《伤寒论》序比较一下，不难发现其中破绽。

《千金方》序："张仲景曰：当今居世之士，曾不留神医药，精究方术，上以疗君亲之疾，下以救贫贱之厄，中以保身长全，以养其生，而但竞逐荣势，企踵权豪，孜孜汲汲，唯名利是务。崇饰其末而忽弃其本，欲华其表而悴其内。皮之不存，毛将安附？进不能爱人知物，退不能爱躬知己。卒然遇邪风之气，婴非常之疾患，及祸至而后震栗。身居厄地，蒙蒙昧昧，戆若遊魂。降志屈节，欲望巫祝，告穷归天，束手受败。赍百年之寿命，将至贵之重器，委付庸医，恣其所措。咄嗟喑呜！厥身已毙，神明消灭，变为异物，幽潜重泉，徒为涕泣，痛夫！举世昏迷，莫能觉悟，自育若是，夫何荣势之云哉？此之谓也。"

《伤寒论》自序："怪当今居世之士，曾不留神医药，精究方术，上以疗君亲之疾，下以救贫贱之厄，中以保身长全，以养其生。但竞逐荣势，企踵权豪，孜孜汲汲，惟名利是务。崇饰其末，忽弃其本，华其外而悴其内。皮之不存，毛将安附焉？卒然遭邪风之气，婴非常之疾患，及祸至而方震栗。降志屈节，钦望巫祝，告穷归天，束手受败。赍百年之寿命，持至贵之重器，委付凡医，恣其所措。咄嗟呜呼！厥身已毙，神明消灭，变为异物，幽潜重泉，徒为啼泣。痛夫！举世昏迷，莫能觉物，不惜其命，若是轻生，彼何荣势之云哉？而进不能爱人知人，退不能爱身知己。遇灾值祸，身居厄地，蒙蒙昧昧，惷若游魂。哀乎！趋士之士，驰竞浮华，不固根本，忘躯徇物，危若冰谷，至于是也。"

《千金方》序"当今居世之士"，《伤寒论》序"当"前多

据《魏书·崔彧传》，中山王英子略患病，王显治不好，却被崔彧针刺治愈。而崔彧少时就习读《素问》，是王显之时，已有《素问》行世。

2. 王僧孺

《梁书·王僧孺传》说王僧孺梁武帝时“普通三年卒，时年五十八岁”。那么王僧孺的生卒年是464~522年，比王显约长二十岁。王僧孺的生卒年代之所以和《素问》发生了联系，是因为全元起编撰《素问》时曾请教过王僧孺有关砭石的问题。

王僧孺是当时的名儒，知识渊博，所以作为当时名医的全元起，慕名向其请教。《南史·王僧孺传》：“僧孺工属文，善楷隶，多识古事。侍郎全元起欲注《素问》，访以砭石。僧孺答曰：‘古人当以石为针，必不用铁’。《说文》有此‘砭’字。许慎云：‘以石刺病也’。《东山经》：‘高氏之山多针石’，郭璞云：‘可以为砭针’。《春秋》：‘美疢不如恶石’，服子慎注云：‘石，砭石也’。季世无复佳石，故以铁代之尔。”

据《素问·宝命全形论》“四曰制砭石小大”，林亿《新校正》之按语，此说当属史实。《新校正》说：“按全元起云：‘砭石者，是古外治之法。有三名，一针石，二砭石，三镵石，其实一也。古来未能铸铁，故用石为针，故名之针石。言工必砥蛎锋利，制其小大之形，与病相当。黄帝造九针以代镵石。上古之治者，各随方所宜。东方之人多痈肿聚结，故砭石生于东方。’”

王僧孺解“砭石”为“石针”，全元起解释与之相同，是《南史》之说不缪。是王僧孺成名之时，正为《素问》编撰之时。古人多云“三十而立（见《论语》），若依上王僧孺之生时464年，加上三十年为494年，当为王僧孺成名之时，正在490年左右，也就是我们分析推算的《素问》的成书年代之大概时间。

3. 全元起

关于全元起的生卒年代，史书不载。北宋·林亿等《重广补注黄帝内经素问·序》中说："昔在黄帝……乃与岐伯上穷天纪，下极地理，远取诸物，近取诸身，更相问难，重法以福万世，于是雷公之伦，授业传之，而《内经》作矣。历代宝之，未有失墜。苍周之兴，秦和述六气之论，具明于《左史》。厥后越人得其一二，演而述《难经》。西汉仓公传其旧学，东汉仲景撰其遗论。晋皇甫谧刺而为《甲乙经》。及隋杨上善，纂而为《太素》，时则有全元起者，始为之训解，阙第七十一通。迄唐宝应中，太仆王冰笃好之，得先师所藏之卷，大为次注。犹是三皇遗文，烂然可观。"

这是林亿认为的《内经》之产生传变过程。其中提到了全元起，且紧依《太素》之后，而说"时则有"，是认为全元起为隋人。

明代徐春甫《古今医统大全·卷一》："全元起以医鸣隋，其实不在巢、杨之下。一时缙绅慕之如神，患者仰之，得则生，舍则死。其医悉祖《内经》。所著《内经训解》行世。"徐春甫亦认为全元起是隋人。

史书虽无全元起生平事迹的直接记载，但我们从《南史·王僧孺传》全元起向王僧孺请教砭石一事中，可以间接知道，全元起与王僧孺是同时之人。王僧孺的生卒年代为464~522年。全元起当与之同时，至少是出生年代几为同时。否则，怎么会向王僧孺去请教呢？

段逸山先生认为，全元起的生活年代较王僧孺稍晚。他在《素问全元起本研究与辑复》一书中说："王僧孺卒于梁武帝普通二年（《梁书·王僧孺传》言僧'普通三年卒，时年五十八'），即521年，大体与王显同时。全元起既然向王僧孺请教，则其生活年代也当比王僧孺稍后。既然这样，那么全元起与崔彧的生活时期应当相仿，大致在5世纪下半叶至6世纪上半叶间。但是两人的活动地域一南一北。"

我们的观点比较倾向于全元起与王僧孺是同时的，而且比王僧孺年长一些。因为全元起当时向王僧孺请教时，已是名医，且在朝中任侍郎之职（三品之官）。王僧孺则是当时之名孺，为齐之太学博士，且精通历史知识。一为名医，一为名流。当时，全元起官居三品，所以我们认为其年龄较王僧孺为长。全元起认为自己古典之学不如王僧孺，所以不耻下问，慕名前去求教。

全元起既有编撰《素问》之志，必是饱学岐黄医学之士。以王僧孺的生年推算，全元起当生于460年左右，至490年左右，全元起正值三十多岁，事业有成，精力旺盛，始能撰著《素问》。

4. 崔彧

据《魏书·崔彧传》载，崔彧也是当时之名医。其年龄略小于王显，但其医术却后来者居上。王显未能治愈中山王英子略之病，而经崔彧针刺治愈。崔彧又“广教门生，令多救疗。其弟子清河赵约、勃海郝文法之徒，咸亦有名”。崔彧年少时即习《素问》。其教门生，自当以《素问》之说为旨。这对于《素问》之传播，无疑起了积极作用。

王显生卒年为483~515年，崔彧略晚，当生于486年左右。其年少正值500年左右，其时《素问》已问世。所以崔彧才能得以学习。至510年左右，崔彧始能“善医术”。崔彧少年时(约500年左右)，即有人传授《素问》之学。是在此之前，《素问》之书即当问世。而书载《素问》之名，又都在500年之后。考虑到《素问》初本问世后，当有一段流行传播时间，所以我们推测《素问》之成书时间为490年左右。此时间即在450年(《甲乙经》成书时间）之后，又符合《魏书》、《南史》的有关记载。

据《南史·王僧孺传》，王僧孺卒于梁武帝普通二年，即521年。则全元起不可能在521年之后再去请教王僧孺并撰写

《素问》。又据《南史·王僧孺传》，梁天监初，即 502 年，王僧孺已离开梁都出任南海太守，则此时全元起也不可能再去找他请教砭石之事。全元起最有可能请教王僧孺的时间，应该是王僧孺为齐太学博士之时，且在建武初（494 年）之前。因建武初，王僧孺已被荐举作了钱唐县令，而这一段时间正是 490 年左右。

五、《素问》的增补完善

1. 内容的逐渐补充

《素问》自 490 年左右问世后，其内容不断地被补充，至唐王冰时，则更是大篇幅地补充了内容。王冰后，此现象似有停止或明显减少。补充《素问》内容的方式有三：一是直接在篇中添加内容，二是将古注文混入正文而相应增添了内容，三是篇章的增加。

（1）直接补充内容

《素问·上古天真论》："昔在黄帝，生而神灵，弱而能言，幼而徇齐，长而敦敏，成而登天。"

这一段文字，郭霭春先生认为是王冰所增。他在《黄帝内经素问校注语译·上古天真论》中说："'昔在'以下二十四字，不是《素问》原文。疑是王冰所增。唐代崇奉道家，在高宗上元元年（公元六百七十四年），曾有'王公以下皆习老子'的诏令。王冰任过太仆令的官职，他是表示过要执行这一政令的。所以此次注《素问》时，他就袭用了《大戴记·五帝德篇》的成语，给黄帝粉饰上极美的赞词。又在《素问·上古天真论》注里引了九次老子。黄老并称，很明显地反映出了尊仰道家的意思。这用王冰《自序》中所说'昭彰圣旨，敷畅玄言'的话，是可以证明的。实际上这二十四字与医学没有任何联系。"

《素问·上古天真论》中还有一大段话："黄帝曰：余闻上古有真人者，提挈天地，把握阴阳，呼吸精气，独立守神，肌肉若一。故能寿敝天地，无有终时，此其道生。

中古之时，有至人者，淳德全道，和于阴阳，调于四时，去世离俗，积精全神，游行天地之间，视听八达之外，此盖益其寿命而强者也，亦归于真人。

其次有圣人者，处天地之和，从八风之理，适嗜欲，于世俗之间，无恚嗔之心，行不欲离于世，被服章，举不欲观于俗。外不劳形于事，内无思想之患，以恬愉为务，以自得为功，形体不敝，精神不散，亦可以百数。

其次有贤人者，法则天地，象似日月，辨列星辰，逆从阴阳，分别四时，将从上古合同于道，亦可使益寿而有极时。"

这一大段话，《甲乙经》及《太素》均不载，我们认为是王冰所增。

《素问·上古天真论》之"真"字，当为"齿真"之脱。"齿真"为"齿"义，"齿"有"年"义。"天齿真"，即"天年"义，指人自然寿命。《素问·上古天真论》本为论述人之自然寿命之篇，王冰却增加了养生之道一大段话，与例不合。《学汇》："齿真，牙末"。《六书故》："齿真，真牙也。男子二十四岁，女子二十一岁，真牙生。"《左传·文公元年》注："齿，年也。"

据王冰序"冰弱龄慕道，夙好养生"，知王冰长于养生之道，故增添此养生之法于《素问·上古天真论》之中。

《素问·四气调神大论》："春三月，此谓发陈。天地俱生，万物以荣。夜卧早起，广步于庭，被发缓形，以使志生。生而勿杀，予而勿夺，赏而勿罚，此春气之应，养生之道也。逆之则伤肝，夏为寒变，奉长者少。

夏三月，此谓蕃秀，天地气交，万物华实，夜卧早起，无厌于日，使志无怒，使华英成秀，使气得泄，若所爱在外，此夏气之应，养长之道也。逆之则伤心，秋为痎疟，奉收者少，冬至重病。

秋三月，此谓容平，天气以急，地气以明，早卧早起，与鸡俱兴，使志安宁，以缓秋刑，收敛神气，使秋气平，无外其志，使肺气清。此秋气之应，养收之道也。逆之则伤肺，冬为飧泄，奉藏者少。

冬三月，此谓闭藏。水冰地坼，无扰乎阳，早卧晚起，必待日光，使志若伏若匿，若有私意，若已有得，去寒就温，无泄皮肤，使气亟夺。此冬气之应，养藏之道也。逆之则伤肾，春为痿厥，奉生者少。”

此段文字，《甲乙经》不载，《太素·卷二·顺养》收录。是《太素》前添加之文。此早于王冰之前。据《诸病源候论》，此段文字为《养生方》之文。却被添加于《素问》之中。《隋书·经籍志》载张湛著有《养生要集》一书，钱超尘《伤寒论文献通考》认为即《养生论》。《养生论》与《养生方》是否为一书，暂无定论。

《素问·汤液醪醴论》：“黄帝问曰：为五谷汤液及醪醴奈何？岐伯对曰：必以稻米，炊之稻薪，稻米者完，稻薪者坚。帝曰：何以然？岐伯曰：此得天地之和，高下之宜，故能至完，伐取得时，故能至坚也。”

此为《素问·汤液醪醴论》开首之段，义与篇中不合。篇中之“汤液醪醴”，指中药煎剂。此段之“汤液醪醴”，指酒类。且段中所言，皆为造酒过程，与篇中之中药煎剂之义相差甚远。所以我们认为此段文字，为后人添加之文。

宋·林亿等《伤寒论》序：“晋皇甫谧序《甲乙针经》云：伊尹以元圣之才，撰用《神农本草》，以为汤液。汉张仲景论广汤液，为数十卷。”是“汤液”指中药煎剂之义。

篇中“醪醴”，为“药剂”之音转。《说文》：“药，治病草”。《易·无妄》焦循注：“药，治疾者也”。《广韵·铎韵》：

"疗，治病也"。《经义述闻》："'药'字并与'疗'字同义。"《说文·疒部》："朝鲜谓药毒曰痨。"《说文通训定声》："朝鲜谓饮药毒曰痨"。《方言》："江湘郊会谓医治之曰愮"。是疗、愮、药、痨古通之证。"醪"与"疗"、"痨"声同韵近，与"愮"声韵并近，故"醪"为"药"之音转而义通"药"。《素问·血气形志篇》："治之以按摩醪药"。此"醪药"同义复词，即"药"义。

《仪礼·聘礼》郑玄注："今文'礼'皆作'醴'，《春秋繁露·玉英》凌曙注："'理'，他本作'礼'"，《管子集校》："'理'，当作'治'"，《尹文子·大道》钱熙祚校："藏本'治'作'制'"，《读书杂志·荀子》王念孙按："'至'，当为'制'"，《说文通训定声》："'资'，叚借又为'至'"，《资治通鉴·晋纪》胡三省注："'齐'，读为'资'"。《汉书·郊祀志》颜师古注："'齐'，药之分齐也"，《慧琳音义·卷八》注："齐，分齐之剂"。

是"醴"、"剂"古通之证。

（2）注文误入正文例

《素问·五藏生成篇》："诊病之始，五决为纪，欲知其始，先建其母。所谓五决者，五脉也。"

"五决为纪"之"决"，通"脉"。"五决"，即"五脉"。《释名·释姿容》："'脈摘'，犹'谲摘'也"，《荀子·儒效》杨倞注："'谲'与'决'同"，《说文通训定声》："'谲'，叚借又为'决'"，《广韵·麦韵》："'脈'，又作'脈'，经典亦作'脈'"。是决、脉、谲古并通之证。

"决"即"脉"之假。注家不解，反而注云"所谓五决者，五脉也"。此显系注文，反被误入正文。王冰此句有注，是此注文误成正文当在王冰之前。

《素问·金匮真言论》："故冬不按跻，春不鼽衄，春不病颈项，仲夏不病胸胁，长夏不病洞泄寒中，秋不病风疟，冬不病痹厥。飧泄，而汗出也。”

“飧泄，而汗出也”当为“洞泄”之注文，被误入正文。

“飧泄”，与“洞泄”，为一病二名。《素问·阴阳应象大论》：“春伤于风，夏生飧泄”，此云“洞泄”，是二者本一病。

“洞泄”之“洞”，为“痛”之音转。“洞泄”，即“痛泄”。腹痛泄泻之义。

《说文通训定声》：“‘痛’，叚借为‘恫’”，《说文》：“恫，痛也”，《广雅·释诂》：“桐，痛也”。《法言·学行》：“桐，洞也”。是“洞”、“痛”古通之证。

“而汗出”之“而”，当为“饵”之音转，“食”义。“汗”，为“泄”之误。“饵泄”，即完谷不化，食物泄出之义。此是对“飧泄”（即“痛泄”）的解释。《释名·释饮食》：“饵，而也。”《广韵·志韵》：“饵，食也。”

此六字王冰无注，也未提出质疑，只是说：“此上五句，并为‘冬不按跻’之所致也”。王冰说五句，若加此句，则成六句，故疑此为王冰所添加之注文，误入正文。

《素问·三部九候论》：“一候后则病，二候后则病甚，三候后则病危。所谓后者，应不俱也。”

“所谓后者，应不俱也”八字，为注文混入正文之例。

这里的“后”，为“厚”之音转，“大”义。《诸子平议·吕氏春秋》俞樾按：“‘后’、‘厚’古通用”，《国语·鲁语》韦昭注：“厚，大也。”

《甲乙经·卷四·经脉》：“人迎大一倍于寸口，病在少阳；再倍病在太阳；三倍病在阳明”、“寸口大一倍于人迎，病在厥阴……”。

《素问·六节藏象论》：“人迎一盛，病在少阳，二盛病在太阳，三盛病在阳明，四盛已上为格阳。寸口一盛，病在厥阴，二盛病在少阴，三盛病在太阴，四盛已上为关阴。人迎与寸口俱盛四倍以上为关格。”

《灵枢·终始》：“人迎一盛，病在足少阳，一盛而躁，病在手少阳；人迎二盛，病在足太阳，二盛而躁，病在手太阳；人迎三盛，病在足阳明，三盛而躁，病在手阳明。人迎四盛，且大且数，名曰溢阳。”

《甲乙经》之“大”、《素问·六节藏象论》与《灵枢·终始》之“盛”，与《素问·三部九候论》之“后”，均互文同义。均指脉象大而有力之义。“所谓后者，应不俱也”，本是一个错误的注文（误解“后”义），反被误入了正文。

王冰此句注：“俱，犹同也。”是此注文误在正文之中，当在王冰之前。

《素问·病能论》：“《上经》者，言气之通天也；《下经》者，言病之变化也；《金匮》者，决死生也；《揆度》者，切度之也；《奇恒》者，言奇病也。所谓奇者，使奇病不得以四时死也；恒者，得以四时死也。所谓揆者，方切求之也，言切求其脉理也。度者，得其病处，以四时度之也。”

这里的“奇”，为“疾”之音转。“奇病”，即“疾病”。《集韵·支韵》：“‘奇’，或作‘倚’”，《楚辞·大招》王逸注：“倚，辟也。”《左传·宣公九年》杜预注：“辟，邪也。”《汉书·贾谊传》颜师古注：“辟，足病。”《战国策·宋卫策》鲍彪注：“疾，犹癖。”《广韵》：“癖，腹病。”《集韵》：“癖，积病。”《礼记·缁衣》郑玄注：“疾，犹非也。”《淮南子·修务训》高诱注：“非常曰奇”。是“奇”、“疾”古通之证。

“所谓奇者，使奇病不得以四时死也；恒者，得以四时死也”二十二字，是注文混入正文之例。《素问·玉版论要》：“《奇恒》者，言奇病也”，其后无此二十二字。可证。

“所谓揆者”后二十八字，亦当为注文误入正文之字。经文已解《揆度》之义，此复解，义重不例。王冰认为此是错简之文，他说："凡言所谓者，皆释未了义。今此所谓，寻前后经文，悉不与此篇义相接，似今敷句，少成文义，终是别释经文……错简文也。"

(3) 篇章增补例

《素问·灵兰秘典论》通篇之文，《甲乙经》及《太素》均不载。是《素问》问世之初，并无此篇之文。

隋·萧吉的《五行大义》载有此篇之文。萧吉卒于614年，是此篇成文于614年之前。因初本《素问》未载此篇，故杨上善668年著《太素》时未能收录。则此篇当在《太素》之后，王冰之前（762年）被增补于《素问》之中。

2. 素问缺篇质疑

《素问》缺篇之说，是唐代王冰在762年提出来的。此距《素问》问世，已有二百七十多年。

王冰在《重广补注黄帝内经素问·序》中说："班固《汉书·艺文志》曰：'《黄帝内经》十八卷'。《素问》即其经之九卷也。兼《灵枢》九卷，乃其数焉。虽复年移代革，而授学犹存，懼非其人，而时有所隐，故第七一卷，师氏藏之。今之奉行，惟八卷尔。"他在《素问·病能论》"度者，得其病处，以四时度之也"句下注云："世本既阙七二篇，应彼阙经错简文也。"

据此，则王冰提出的《素问》缺篇是第七十一篇、第七十二篇。

梁·阮孝绪《七录》载"《素问》八卷"。是《素问》问世之本，本为八卷。至唐王冰时，世行之本仍为八卷，所以王冰说："今之奉行，惟八卷尔"。《七录》距《素问》产生的年代最近，其说不当缪。

全元起《素问》本之初本，即《素问》之初本，本是《七录》所说的八卷，并不存在缺卷缺篇之说。倒是后人在《素问》

初本的基础上，不断补充内容，增加篇章，直到唐王冰后，这种增补现象才明显减少。

明明是八卷的《素问》初本，在王冰后的全元起注本中却偏偏要将篇章内容归划在九卷之中，毫无疑问少掉一卷而成缺了。

我们来看一下段逸山先生辑复的全元起本《素问》之篇目：卷一为7篇（《平人气象论》《决死生篇》《藏气法时论》《宣明五气篇》《经合论》《调经论》《四时刺逆从论》）；卷二为11篇（《移精变气论》《玉版论要》《诊要经终论》《八正神明论》《真邪论》《标本病传论》《皮部论》《气穴论》《气府论》《骨空论》《缪刺论》）；卷三为6篇（《阴阳离合论》《十二藏相使》《六节藏象论》《阳明脉解》《五藏举痛》《长刺节论》；卷四为8篇（《生气通天论》《金匮真言论》《阴阳别论》《经脉别论》《通评虚实论》《太阴阳明表里篇》《逆调论》《痿论》）；卷五10篇（《五藏别论》《汤液醪醴论》《热论》《刺热篇》《评热病论》《疟论》《腹中论》《厥论》《病能论》《奇病论》）；卷六为9篇（《脉要精微论》《玉机真藏论》《刺疟篇》《刺腰痛篇》《刺齐论》《刺禁论》《刺志论》《针解篇》《四时刺逆从论》）；卷八为9篇（《痹论》《水热穴论》《从容别白黑》《论过失》《方论得失明著》《阴阳类论》《四时病类论》《方盛衰论》《方论解》）；卷九为10篇（《上古天真论》《四气调神大论》《阴阳应象大论》《五藏生成篇》《异法方宜论》《咳论》《风论》《厥论》《大奇论》《脉解篇》）。

由上可知，全元起本每卷之中，最多的是11篇，最少的是每卷6篇。如果照王冰所说的缺两篇，那么缺篇第七卷就只有两篇内容了。这与全本《素问》之卷篇体例明显不合。全元起辑复本之七十篇，本当依《七录》，为八卷，并无缺卷缺篇之说，后人依王冰之说，其时间拟在王冰（762年）后，林亿《新校正》（1056年）前，将全元起本分作九卷而缺第七卷，以圆“阙篇”之说。

尽管《甲乙经·序》也有“今有《针经》九卷，《素问》九卷，二九十八卷，即《内经》也。亦有所忘失”之说，但未指出是内容上之残脱还是缺卷缺篇，故不足为据。

王冰崇奉道家，在《素问·上古天真论》注中，多次引用《老子》，即可为证。《素问·上古天真论》“和于术数”条王冰注：“《老子》曰：万物负阴而抱阳”；“以耗散其真”条王冰注：“《老子》曰：弱其志，强其骨”；“不时御神”条王冰注：“《老子》曰：持而盈之，不如其已”等。

“九”为阳数之极。王冰编次《素问》之篇，或以“九”数为准，以求九九八十一篇之数。因最终未能凑够其篇数，只好云“阙”了。是宁以缺篇为数，也要取“八十一”这个九之倍数为篇。

《春秋繁露·郊祀》凌曙注：“九，阳数也。”《楚辞·九辩序》：“九者，阳之数，道之纲纪也。”《汉书·京房传》颜师古注：“九，阳数之极也。”

这种崇尚“九”数的概念，在《素问》中也有体现。《素问·生气通天论》：“天地之间，六合之内，其气九州、九窍”；《素问·六节藏象论》：“天以六六为节，地以九九制会”；《素问·三部九候论》：“天地之至数，始于一，终于九焉”、“三而三之，合则为九，九分为九野，九野为九藏”；《素问·离合真邪论》：“余闻九针九篇，夫子乃因而九之，九九八十一篇。”

“九”为数之“极”，篇目以“九”为数，九九八十一，就算是完善完美了，所以王冰取其数为篇数。

王冰编次《素问》，以“迁移以补”、“加字以昭其义”、“区分事类”、“削去繁杂”等为主要手段，而未有直接自己编撰通篇之文补充《素问》者。否则，他直接撰写两篇补入《素问》

即可，何必言“阙”呢？

一般认为，王冰由他书整篇移入《素问》中的是：《天元纪大论》《五运行大论》《六微旨大论》《气交变大论》《五常政大论》《六元正纪大论》《至真要大论》。

值得注意的是，王冰在《五运行大论》注解“思胜恐”时说：“思见祸机，故无忧恐。‘思’，一作‘忧’，非也”。在注释《气交变大论》中“上应太白岁星”时他又说：“太白芒盛，岁减明也。一经少此六字，缺文耳。”这不得不使我们考虑，在王冰时，已有《素问》之别本载有《五运行大论》《气交变大论》等篇，所以王冰说“一作”、“一经”。由此看来，王冰移入运气七大篇的观点似应改变一下了，即王冰时，运气七大篇已被当时世行之《素问》别本收录其中了。王冰所说的“世本”，在其前也可能收载有运气七大篇了，王冰不过是照经注释七大篇罢了。

王冰合并或分割《素问》篇目，并不是随意进行的。他根据当时所获“张公秘本”，并与数种当时传行的《素问》版本，包括全元起的《素问》原始本，相互参照，才能发现“一篇重出而别立二名”、“两论并吞而都为一目”的情况的。于是他“区分事类，别目以冠篇首”，尽量恢复其卷篇原状。且王冰所加之文字，都用红笔书写，以使“今古必分”。可见王冰拆、并篇目，还是比较严谨的。通过拆并篇目，算上运气七大篇，仍不够九九八十一之数。王冰又不敢擅自乱添篇卷，于是只好提出“阙篇”之说了。

《素问》初本的篇数，并不是九九八十一篇。例如段逸山先生《素问全元起本研究与辑复》，考订全元起《素问》本为70篇。已见上。龙伯坚先生《黄帝内经概说》通过考据林亿《新校正》，认为全元起《素问》本是69篇。它们是：

卷一7篇：《平人气象论》《决死生》《藏气法时论》《经合

论》《宣明五气篇》《调经论》《四时刺逆从论》；卷二 11 篇：《移精变气论》《玉版论要篇》《诊要经终论》《八正神明论》《真邪论》《皮部论》《气穴论》《气府论》《骨空论》《缪刺论》《标本病传论》；卷三 6 篇：《阴阳离合论》《十二藏相使》《六节藏象论》《阳明脉解》《五藏举痛》《长刺节论》；卷四 8 篇：《生气通天论》《金匮真言论》《阴阳别论》《经脉别论》《通评虚实论》《太阴阳明论》《逆调论》《痿论》；卷五 10 篇：《五藏别论》《汤液醪醴论》《热论》《刺热论》《评热病论》《疟论》《腹中论》《厥论》《病能论》《奇病论》；卷六 9 篇：《脉要篇》《玉机真藏论》《刺疟篇》《刺腰痛篇》《刺齐论》《刺禁论》《刺志论》《针解》《四时刺逆从论》；卷八 9 篇：《痹论》《水热穴论》《四时病类论》《方盛衰论》《从容别白黑》《论过失》《方论得失明著》《阴阳类论》《方论解》；卷九 9 篇：《上古天真论》《四气调神大论》《阴阳应象大论》《五藏生成篇》《咳论》《厥论》《风论》《大奇论》《脉解》。

上述卷一及卷六均有《四时刺逆从论》一篇，虽内容不同，但篇题重复。且卷六该篇之内容简短，文义又与篇题不合。故我们认为此篇不当从《新校正》引录全本之例，计入全本之篇数之内。全元起本《素问》卷一之《经合论》与卷二之《真邪论》，内容完全重复，此亦不当从《新校正》等说，视为两篇，而应视为一篇。

我们认为，至少还有五篇，不是《素问》初本之篇数。

《灵兰秘典论》（《十二藏相使》）：此篇通篇之文，既不见于《甲乙经》，又不见于《太素》，当是《太素》之后，加入《素问》之篇。

《经脉别论》：此篇不见于《甲乙经》。此篇“象大浮也”句下，《新校正》说：“按《太素》及全元起本云：‘象心之大浮也’。”《太素》仁和寺本卷十六《脉论》载有此篇之文。所以此篇应是《素问》后（490年后），《太素》（668年）前，增入《素问》之篇。

《脉解篇》：此篇不见于《甲乙经》，而见于《太素·卷八·经脉病解》。该篇不是《素问》初篇，后人据《甲乙·卷三·十二经脉络脉支别》的有关内容，改写编撰成篇，而在《太素》（668年）前，增补于《素问》之中。林亿《新校正》说："详此篇所解，多《甲乙经》是动、所生之病，虽复少有异处，大概则不殊矣。"

《疏五过论》（《论过失》）：此篇《甲乙经》不载。该篇"凡未诊病者"一句，《医心方》卷一引《太素》，"凡"下无"未"字；"病深者，以其外耗于卫，内夺于荣"句，林亿《新校正》："按《太素》'病深者以其'，作'病深以甚也'"；"始乐后苦"句，《新校正》说："按《太素》作'始苦'"；"及欲侯王"句，《新校正》："按《太素》'欲'作'公'"；"治病之道，气内为宝"句，《新校正》："按全元起本及《太素》作'气内为实'。杨上善云：天地间气为外气，人身中气为内气，外气裁成万物，是为外实。内气荣卫裁生，故为内实。治病能求内气之理，是治病之要也。"

今《太素》仁和寺本卷十六《脉论》仅存《疏五过论》篇中之只言片语："为万民副"、"始乐后苦"、"封君败伤及公侯王"、"气内为实"，是林亿所见之《太素》本，较仁和本为详。

由上，说明《疏五过论》（《论过失》）是在《素问》成书（490年左右）之后，《太素》（668年）之前，被增补于《素问》中的篇章。

《徵四失论》（《方论得失明著》）：《甲乙经》不载此篇。该篇"更名自功"，林亿《新校正》说："按《太素》，'功'作'巧'"；"愚心自得"句，《新校正》说："按全元起本作'自巧'，《太素》作'自功'"。今《太素》仁和寺本卷十六《脉论》，有该篇之片语："更名自巧"、"愚心自功"。是此篇亦当为《素问》之后，《太素》之前，增于《素问》中之篇数。

由上可知，除去《天元纪大论》《五运行大论》《六微旨大论》《气交变大论》《五常政大论》《六元正纪大论》《至真要大论》所谓运气七大篇，再除去所谓的缺篇两篇，全元起本《素问》的篇数，也不能与段逸山本及龙伯坚本之70篇、69篇相加而成81篇之数。如果再按我们的分析，去掉《灵兰秘典论》《经脉别论》《脉解篇》《疏五过论》《徵四失论》，全本卷六之《四时刺逆从论》、卷二之《真邪论》等篇，则《素问》初本的篇数更少。

通过以上的分析，我们可以得出这样一个结论：《素问》的所谓"阙篇"，实际上是不存在的。

六、《素问》的传本

自中医第一部基础理论问答书《难经》在190年问世后，三百年间中医基础理论之书（古人称"医经"类书）一直匮乏不接。《隋书·经籍志》记载的医书3953卷，其中医方类书3714卷，占94%。而基础理论之书仅51卷，仅占1%略强。医学界极需基础理论之书。

《素问》是继《难经》后的一本综合性医学问答书，它体现了当时医学发展的概况，且以问答的普及形式编撰，所以它在490年左右一经问世，立刻受到了普遍重视。它在生理、病理、诊法、治则、经脉等多方面，较《难经》有了很大的进步和完善，在当时的医学领域中，属于领先和创新的地位。

由于上述原因，《素问》一经问世，其传抄习读者甚众，刻版印刷之本亦多，且常呈多种版本同时流传之趋势，直至宋·林亿校刻王冰之注本后，才成为其后主要流传的"通行本"。

1. 全元起本与全元起注本

我们认为全元起本与全元起注本是不同的，这从林亿等的《素问·新校正》中，可以看出来。

《素问·宝命全形论》“间不容瞋”，《新校正》说：“按《甲乙经》‘瞋’作‘暄’，全元起本及《太素》作‘眴’。”

《素问·八正神明论》“月生而写，是谓藏虚”，《新校正》：“按全元起本‘藏’作‘减’。‘藏’当作‘减’。”

《素问·离合真邪论》“血气已尽，其病不可下”，《新校正》：“按全元起本作‘血气已虚’。‘尽’字当作‘虚’字，此字之误也。”

《素问·刺热篇》“热病先胸胁痛……刺足少阳，补足少阴”，《新校正》：“详‘足太阴’，全元起本及《太素》作‘手太阴’。”

上为《新校正》所引“全元起本”之例。

《素问·宝命全形论》“四曰知砭石小大”，《新校正》：“按全元起云：砭石者，是古外治之法，有三名，一针石，二砭石，三镵石。其实一也。古来未能铸铁，故用石为针。言工必砥蛎锋针，制其小大之形，与病相当，黄帝造九针以代镵石。上古之治者，各随方所宜，东方之人多痈肿聚结，故砭石生于东方。”

《素问·举痛论》：“悲则心系急，肺布叶举”，《新校正》：“全元起云：悲则损于心，心系急则动于肺，肺气系诸经，逆，故肺布而叶举。”

《素问·刺腰痛》：“解脉令人腰痛如引带”，《新校正》：“按全元起云：有两解脉，病源各异，恐误，未详。”

《素问·风论》“久风入中，则为飧泄”，《新校正》：“按全元起云：飧泄者，水谷不分为利。”

《素问·厥论》：“前阴者，宗筋之所聚”，《新校正》：“全元起云：前阴者，厥阴也。”

《素问·奇病论》：“无治也，当十月复”，《新校正》：“按全元起注云：所谓不治者，其身九月而瘖，身重不得为治，须十月满，生后复如常也，然后调之。”

上为《新校正》所引全元起注文之例。

《素问·阴阳别论》“不过四日而死”，《新校正》：“全元起注本作‘四日而已’”。

《素问·脉要精微论》“彼春之暖”，《新校正》：“按全元起注本‘暖’作‘缓’。”

《素问·三部九候论》：“少气不足以息者危”，《新校正》：“按全元起注本及《甲乙经》《脉经》‘危’作‘死’。”

上为《新校正》所引《全元起注本》之例。

全元起本《素问》，即《素问》之初本，原本并无注文，这与《甲乙经》之例相同。至杨上善，始为所引录之《素问》之文作注。

全元起本《素问》注本，产生于王冰之后，它在全元起无注文的原文上开始加注而成为注本。宋·林亿等校正《素问》时就见到了全元起《素问》的注本，所以可以引用其注本。当然其注文出自王冰后之人，自非全元起所注了。

王冰762年注《素问》时，见到的是《黄帝素问》这一书名，而并未见到“全元起”这个名字。“全元起”这个名字，是唐·李延寿编撰《南史》及唐·长孙无忌编撰《隋书·经籍志》时提到的，因《素问》原书并无著者之名，所以王冰未能看到。同样，早于王冰近一百年的《太素》，也未引“全元起”一字一语，可佐证《素问》之初，并无署名。就连杨上善的《黄帝内经太素》，王冰也未能看到，所以在王注中也没有看到有关《太素》或杨上善的只言片语，真是憾事。

尽管在《素问》王冰注中有几处“全本作”、“全注”等语，但是我们通过分析，是可以将其排除的。

我们先来看《素问·汤液醪醴论》“平治于权衡，去菀陈莝，微动四极”一段王冰的注解：“平治权衡，谓察脉浮沉也。脉浮为在表，脉沉为在里。在里者泄之，在外者汗之，故下次云开鬼门洁净府也。去菀陈莝，谓去积久之水物，犹如草茎之不可久留于身中也。全本作草莝。微动四极，谓微动四支，令阳气渐以宣行，故又曰温衣也。”

此处王注之校语“全本作草莝”，与他处校语之体例不合。王冰之《素问》注文，涉及《素问》别本之校语共29条，其术语体例为“一为”、“一经”、“一云”、“一本”、“或为”、“或作”等，尚无“某本作”之例。这是其一。

其二，王注凡涉及别本之校语，多在注文之首就首先指出，或在注文之末加以指出，而未有夹杂在注文中间者。如《素问·生气通天论》“体若燔炭，汗出而散”条王冰注：“此重明可汗之理也。为体若燔炭之炎热者，何以救之？必以汗出，乃热气施散。‘燔’，一为‘燥’。非也。”

《素问·阴阳别论》“所谓阳者，胃脘之阳也。”王冰注：“胃脘之阳，谓人迎之气也。察其气脉动静小大与脉口应否也。胃为水谷之海，故候其气而知病处。人迎在结喉两傍，脉动应手，其脉之动常左小而右大。左小常以候藏，右大常以候府。一云：‘胃胞之阳’。非也。”

此二例均为在注末加校语之例。

《素问·经脉别论》“一阴至，厥阴之治也”。王冰注：“‘一’，或作‘二’。误也。厥阴，一阴也。上言二阴至则当少阴治，下言厥阴治则当一阴至也。”

《素问·宣明五气篇》“并于脾则畏”。王冰注：“一经云饥也。肾虚而脾气并之，则为畏。畏，谓畏惧也。《灵枢经》曰：“恐惧而不解则伤精。精为肾神，明脾土并于肾水也。”

此二例又为在注前加校之例。

由上可知，“全本作草莝”之校语，体例不合。去此五字，王注之文义反联贯。

其三，王冰作校语，多在该句之后即时作校，此则在“去宛陈莝”句后未见，反在八、九句后作校，此例又与诸篇校例不合。因此，我们认为，此句校语，非王冰所为，乃是王冰之后人加入。

《素问·玉机真藏论》：“浆粥入胃，泄注止，则虚者活；身汗得后利，则实者活。此其候也。”王冰：“全注，饮粥得入于胃，胃气和调，其利渐止，胃气得实，虚者得活。言实者得汗外通，后得便利，自然调平。”

此注前后文例不一，前为引全注释虚得活，后为王冰释实者活之语。王冰云“言实者”，则前注文若为王注，当依“言虚者”之体例，与其方合。前引全注，王冰又没有对全注进行评说，竟径自“言实者”自为体例，与前引注文例不相同，所以我们认为全注之文为王冰之后加入，非王注原貌。

《素问·奇病论》：“当有所犯大寒，内至骨髓，髓者以脑为主，脑逆故令头痛，齿亦痛，病名曰厥逆。帝曰：善。”

王冰在“齿亦痛”句下注：“夫脑为髓主，齿是骨余，脑逆反寒，骨亦寒入，故令头痛齿亦痛。”又在“善”字后注：“全注：人先生于脑，缘有脑则有骨髓。齿者，骨之本也。”王注已较详尽，后复引之全注义多重王注，且不在头痛句后为注，反在段末补充加录，是明明为后人添增之注语，而非王冰之注所引。

上面的引录及分析，我们仍然是为了证明一个问题，即全元起《素问》注本是产生于王冰之后的。

2.《素问》的《甲乙经》本

《甲乙经》中收录的《素问》之文，是在《素问》490 年左右问世之后，在《太素》（668 年）之前被收录到《甲乙经》中的。《甲乙经》的初本，并无《素问》之文。《甲乙经》中的《素问》之文，最为接近《素问》产生的年代，所以对于保存

《素问》初本的原貌，有着十分重要的意义。

例如：《素问·上古天真论》："二七而天癸至"，《甲乙经·卷六·形气盛衰大论》作："二七，天水至"。查上下文例，诸七均无"而"字，是本无"而"字，后人随笔增一"而"字。《甲乙经》本为朴实之"天水"，后竟易成"天癸"。《左传·哀公十三年》杜预注："癸，北方主水。"

《素问·平人气象论》："四时未有藏形，春夏而脉瘦，秋冬而脉浮大，命曰逆四时也。风热而脉静，泄而脱血脉实，病在中，脉虚，病在外，脉濇坚者，皆难治，命曰反四时也。"

此段与《甲乙经·卷四·经脉第一·下》一对照，就明显看出脱文、误字、赘文甚多了。《甲乙经》："四时未有藏形，于春夏而脉沉濇，秋冬而脉浮大，病热脉静，泄而脉大，脱血而脉实，病在中而脉实坚，病在外而脉不实坚者，皆为难治。名曰逆四时也。"

此类例子很多，不一一叙述了。

3.《素问》的《太素》本

《太素》成书于668年，距《素问》之后近二百年，比王冰距《素问》问世的时间，要早出近百年。因此，《太素》中收录的《素问》之文，相对来说，也是接近《素问》之原貌的。且《太素》的编排体例，多与《素问》的原始本全元起本相同。

清代黄以周在《太素》校本叙中说："《太素》之文同全元起本，不以别论羼入其中。"萧延平《黄帝内经太素·例言》："全元起所注《素问》久亡，林亿等《新校正》每引以纠正王注《素问》，其所引全书，多与《太素》同。足征《太素》所编之文，为唐以前旧本。"林亿《素问·新校正》，引用《太素》之文一百六十多条，足以说明《太素》在保存《素问》原貌上之具有的重要意义。

4. 王冰注《素问》时的别本

王冰注释《素问》，除参考“张公秘本”外，还参考了数种别本。据段逸山先生统计，王冰涉及别本的术语共29条，其中“一为”10条，“一经”6条，“一云”3条，“一本”2条，“或为”4条，“或作”2条，加上七大篇的两条，共29条。

例如《素问·生气通天论》“烦则喘喝”。王冰：“喝，一作鸣”。“体若燔炭”王注：“燔，一为燥，非也”。《素问·阴阳别论》“胃脘之阳”王注：“一云胃胞之阳，非也”。《素问·诊要经终论》“中肾者七日死”王注：“一云七日死，字之误也”等。

是王冰当时所见的别本，不止一种。

5. 王冰后的别本

王冰注《素问》之后，除出现了全元起《素问》注本外，别本仍存于世，且出现了王冰注本的改易本。

《素问·阴阳离合论》“阴阳霾霾”，《新校正》：“按别本‘霾霾’作‘冲冲’”。《素问·阴阳别论》“不过四日而死”，《新校正》：“按别本作‘四日而生’，全元起注本作‘四日而已’”。《素问·五藏生成篇》“少十二俞”，《新校正》：“按别本与全元起本、《太素》‘俞’作‘关’。”

此王冰后别本之仍存。

《素问·刺腰痛篇》“引脊内廉刺足少阴”下，《新校正》说：“今注云‘从腰痛上寒至并合朱书’十九字，非王冰之语，盖后人所加也”。是王冰后出现了王冰注本的改易本。

6. 《新校正》后的别本

《素问·八正神明论》“问其所病”，明·吴勉学校《甲乙经·卷五·第四》时说：“《素问》作‘问其所痛’”，与今通行本《素问》不同，是彼时存在《素问》之别本。

《素问·奇病论》“有癃者……此有余也”句下，吴勉学《甲乙经·卷九·十一》校：“《素问》下有‘阳气大盛于外’

一句”，今本《素问》无。此又《素问》彼时别本之证。

《甲乙经·卷五·三》吴勉学校：“目嗌肿，全此二十九字，《素问》王冰注原在邪客足少阴络之下，今移在此。”今《素问·缪刺论》无此二十九字。此吴勉学所据《素问》之本，与今本不同。

7. 明清注家及丛书、类书本

如张景岳、马莳、张志聪、吴崑、高士宗、李中梓等注本。丛书本之《四库全书》本、《四部丛刊》本、《四部备要》本等。

《素问·上古天真论》“八达”郭霭春校：“读本、赵本、吴本、明抄本、周本、朝本、藏本‘达’并作‘远’。”

《素问·阴阳应象大论》“得过”，郭霭春校：“吴本、周本‘得’并作‘则’。”

《素问·阴阳离合论》“䨴䨴”，郭霭春校：“胡本、读本、赵本、吴本、藏本‘䨴’并作‘冲’。”

是各本之间，个别字词之间有其差异。

第二节 全元起是《素问》的作者

一、从《太素》看全元起是《素问》的作者

全元起之前，无《素问》之名，《素问》之初，又无全元起之名。这一点我们在前面已经讨论过。全元起《素问》之初本，并无注文。全元起《素问》注本的出现，是在王冰之后。《甲乙经》不录全元起只字，《太素》也不引全元起之注片言，王冰所引全注两条，也被我们分析后排除了，就是一个证明。

《太素》所录《素问》之文，其文序体例多与全元起《素问》本一致。是《太素》虽未见全元起之名，却认可全元起

《素问》，就是《素问》之原本。杨上善在此《素问》经文的基础上加注。

《素问·阴阳应象大论》中有一段话："帝曰：余闻上古圣人，论理人形，列别藏府，端络经脉，会通六合，各以其经，气穴所发，各有处名，溪骨属骨，皆有所起，分部逆从，各有条理，四时阴阳，尽有经纪，外内之应，皆有表里，其信然乎？"

林亿等《新校正》认为这段话原本不在《素问·阴阳应象大论》之中，全元起本在《素问·上古天真论》中，下接"夫上古圣人之教也"句。《新校正》说："详'帝曰'至'其信然乎'，全元起本及《太素》在'上古圣人之教也'上。"

《素问·痹论》："凡痹之客五藏者，肺痹者，烦满喘而呕；心痹者，脉不通，烦则心下鼓，暴上气而喘，嗌干善噫，厥气上则恐；肝痹者，夜卧则惊，多饮数小便，上为引如怀；肾痹者，善胀，尻以代踵，脊以代头；脾痹者，四肢解堕，发咳呕汁，上为大塞；肠痹者，数饮而出不得，中气喘争，时发飧泄；胞痹者，少腹膀胱按之内痛，若沃以汤，涩于小便，上为清涕。阴气者，静则神藏，躁则消亡。饮食自倍，肠胃乃伤。淫气喘息，痹聚在肺；淫气忧思，痹聚在心；淫气遗溺，痹聚在肾；淫气乏竭，痹聚在肝；淫气肌绝，痹在脾。"

在《素问·痹论》中，此段话上接"所谓痹者，各以其时重感于风寒湿之气也"句下，下连"诸痹不已，亦益内也"句前。

《太素·卷三·阴阳杂说》此段上接"阴阳相过曰弹"句后，下连"阴争于内，阳扰于外"句前。与全元起本《素问·阴阳别论》相同。唯"弹"字作'溜"，与《素问》同。

《素问·玉机真藏论》："黄帝曰：见真藏曰死，何也？岐伯曰：五藏者皆禀气于胃，胃者五藏之本也。藏气者，不能自致于手太阴，必因于胃气，乃至于手太阴也。故五藏各以其时，自为而至于手太阴也。故邪气胜者，精气衰也。故病甚者，胃气不能与之俱至于手太阴，故真藏之气独见。独见者病胜藏也，故曰死。帝曰：善。”

此段文字，在《素问·玉机真藏论》中上接“诸真藏脉见者，皆死不治也”句，下连“黄帝曰：凡治病，察其形气色泽”句。

林亿《新校正》：“详自‘黄帝问’至此一段，全元起本在第四卷《素问·太阴阳明表里篇》中，王冰移于此处。”

全元起《素问·太阴阳明表里篇》此段上接“伤于湿者，下先受之”句，下连“帝曰：脾病而四支不用，何也?”句。《太素·卷六·藏府气液》此段上下文句连接，与全元起本《素问》相同。

《素问·刺疟篇》“诸疟而脉不见”句上有“疟脉满大急，刺背俞，用中针傍五胠俞各一，适肥瘦出其血也。疟脉小实急，灸胫少阴，刺指井。疟脉满大，急刺背俞，用五胠俞背俞各一，适行至于血也。疟脉缓大虚，便宜用药，不宜用针。凡治疟，先发如食顷乃可以治，过之则失时也。”一段话。

《太素·卷二十五·十二疟》与全元起本《素问·刺疟篇》均没有上述这一段话。林亿《新校正》：“详从前‘疟脉满大’至此，全元起本在第四卷中，王氏移续于此也。”

上举诸例，是《太素》与全元起《素问》本语序相同之例。

《素问·调经论》“神不足则悲”。“悲”字，《新校正》：“《太素》并全元起注本并作‘忧’。”

《素问·调经论》“血有余则怒，不足则恐”。“恐”字，《新校正》说：“按全元起本‘恐’作‘悲’，《甲乙经》及《太素》并同。”

《素问·调经论》“病在脉，调之血”。《新校正》：“按全元起本及《甲乙经》云：病在血，调之脉。”段逸山：“《太素》

同全元起本。"

《素问·四时刺逆从论》"气不外行"，《新校正》："全元起本作'气不卫外'，《太素》同。"

《素问·缪刺论》："邪客于足太阴之络……刺腰尻之解，两胂之上，是腰俞，以月死生为痏数。"《新校正》："此特多'是腰俞'三字耳。别按全元起本旧无此三字。"《太素·卷二十三·量缪刺》也无此三字。

《素问·经脉别论》"象心之大浮也"，"大"字，《新校正》："按《太素》及全元起本云'象心之太浮也'。"

《素问·汤液醪醴论》"五藏阳以竭也"，"阳"字，《新校正》："按全元起本及《太素》'阳'作'伤'，义亦通。"

上为《太素》与全元起本词句相同之例。

由于《太素》多宗全元起《素问》本之旧，所以后人多依《太素》来校正《素问》之文。清·黄以周在《太素》校本叙中说："《太素》之文同全元起本……《太素》所编之文为唐以前之旧本，可以校正今之《素问》《灵枢》者，观覼缕述。"段逸山先生在《素问·全元起本研究与辑复》一书中说："《素问》王冰注文与林亿新校正涉及迁移全元起本文字者共 88 条，包括除 7 篇大论与 2 篇佚文外的各篇篇题下新校正所云 72 条与正文中的校注 16 条。在这 88 条中，明确指出迁移所在的，有篇题下新校正 71 条，正文中正注 1 条，新校正 7 条，计 79 条，为后人了解全元起原貌提供了方便。另有 9 条，包括篇题下新校 1 条，正文中新校正 8 条，对迁移所在语焉不详，只是说原在全元起本某篇，甚至唯言原在全元起本某卷，而未确指其在何处。这就为全元起本内容的准确安置造成了困难。笔者认为，遇有此类情况，一般可从现存《太素》作为判定全元起本具体内容安置的准则。"

杨上善大概没有见到李延寿的《南史》及长孙无忌的《隋

书·经籍志》，所以不知道全元起之名。《太素》既宗全元起《素问》本之旧貌，则是其认可全元起《素问》本是《素问》的原始本。我们只能从依据全元起《素问》本这个角度，来间接地讨论、认识全元起是《素问》作者这个问题。

二、从王冰注本看全元起是《素问》的作者

若说杨上善撰《太素》的时间（668 年）距长孙无忌撰《隋书》的时间（656 年）及李延寿撰成《南史》的时间太近，未能读其书而知全元起之名，尚可理解。可是到了王冰注《素问》时，时间又过了一百年，惜王冰仍不知道全元起，甚至连《太素》及杨上善也未提及，则令人费解。因此，我们也只能从王冰依据全元起《素问》本这个角度，来间接地讨论《素问》作者的问题。

王冰在《素问注》序中说："世本纰缪，篇目重叠，前后不伦，文义悬隔"。他所说的"世本"，根据他注中的"一为"、"一经"、"一本"等语，当不是一种版本。但其主要依据则是全元起《素问》本。这从他改动、移易《素问》的情况，就可以看出来。

王冰在《素问注》序中还说："时于先生郭子斋堂，受得先师张公秘本，文字昭晰，义理环周，一以参详，群疑冰释。恐散于末学，绝彼师资，因而撰注，用传不朽，兼旧藏之卷，合八十一篇，二十四卷，勒成一部。"

王冰所说的"张公秘本"和"旧藏之卷"，我们认为仍指全元起本。因为在王冰的 4500 条注文中，并未再提起"张公"本及"旧卷"。这说明王冰时，全元起《素问》本已不是一种版本了。

王冰注本，除七大篇外，其文字内容 95% 以上与全元起《素问》本相同。其篇名 80% 以上与全元起本相同。所以我们说

王冰依据的主要是全元起《素问》本，即视该本为正宗的《素问》之本。其移动、改动、增补等，均依全本为之基础。

王冰改动全元起《素问》篇名的主要情况是：把《决死生篇》改称《三部九候论》，将《经合论》《真邪论》合称为《离合真邪论》，《十二藏相使》改称《灵兰秘典论》，《五藏举痛》简称为《举痛论》，《从容别白黑》改称《示从容论》，《论过失》改作《疏五过论》，《方论得失明著》改称《徵四失论》。

全元起《素问》卷一《经合论》与卷二之《真邪论》，内容完全重复，《新校正》却未能指出其误。观该篇内容，主旨有二，一为讲经络。如"天地温和，则经水安静；天寒地冻，则经水凝泣；天暑地热，则经水沸溢……"。一为正邪之论。如"真气者，经气也"、"诛罚无过，命曰大惑，反乱大经，真不可复，用实为虚，以邪为真，用针无义，反为气贼，夺人正气。以从为逆，荣卫散乱，真气已失，邪独为著，绝人长命，予人夭殃。"是全元起《素问》，该篇本为两篇内容，应予分开，将主要论经络的内容归之于《经合论》，将论正邪的内容，划归《真邪论》。王冰未能分开，仅仅将其篇题合而为一，称为《离合真邪论》。

全元起本篇题"经合"之"合"字，当为"络"之脱误。"络"脱为"各"，又误为"合"。由此，则"经合"本为"经络"，与篇中所论，义例正合。

"真"，为"正"之音转。"真邪"，即"正邪"。观篇中之文，正论正邪。

王冰本篇题《离合真邪论》之"离合"，当为"络"音之分离。"络"音分离成为"离"、"合"二音，正与全元起《脉合（络）》之"合"（络）暗合。

王冰注本的篇序，与全元起《素问》有较大的变动，《新校正》于每篇篇题下，都予以指出。如《素问·上古天真论》新校正说："按全元起注本在第九卷，王氏重次篇第，移冠篇首"；《四气调神大论》新校正："按全元起本在第九卷"；《素问·生气通天论》新校正说："按全元起注本在第四卷"；《金匮真言论》新校正："按全元起注本在第四卷"等。

我们来比较一下全元起《素问》的篇序和王冰注本的篇序，可以看出明显不同。

全元起本《素问》篇序：

卷一

《平人气象论》第一

《决死生篇》（《三部九候论》）第二

《藏气法时论》第三

《宣明五气篇》第四

《经合论》（《离合真邪论》）第五

《调经论》第六

《四时刺逆从论》第七

卷二

《移精变气论》第八

《玉版论要篇》第九

《诊要经终论》第十

《八正神明论》第十一

《真邪论》（《离合真邪论》）第十二

《标本病传论》第十三

……

王冰注本篇序

第一卷

《上古天真论篇》第一

《四气调神大论篇》第二

《生气通天论篇》第三

《金匮真言论篇》第四
第二卷
《阴阳应象大论篇》第五
《阴阳离合论篇》第六
《阴阳别论篇》第七
第三卷
《灵兰秘典论篇》第八
《六节藏象论篇》第九
《五藏生成论篇》第十
《五藏别论篇》第十一
……

王冰移易全元起《素问》内容的情况较多。通行本多出的内容由王冰从他篇迁入的，段逸山先生考证有10篇（《素问全元起本研究与辑录》）。此引录如下：《藏气法时论》（卷一第三）。多出“肝色青宜食甘”至“病随五味所宜也”146字，由全元起本《脉要精微论》篇末迁入该篇末。龙先生、左合先生、马先生同，其他诸家未予指出。

《骨空论》（卷二第十七）多出“灸寒热之法”至“数刺其俞而药之”185字，由全元起本《刺齐论》篇末迁入该篇末。陈先生未予指出，其他诸家同。

《热论》（卷五第三十五）多出“凡病伤寒而成温者”至“暑当与汗皆出勿止”32字，由全元起本《奇病论》篇末迁入该篇篇末。龙先生、左合先生、马先生同，其他诸家未予指出。

《厥论》（卷五第四十）多出“太阴厥逆”至“发喉痹嗌肿痓治主病者”196字，由全元起本卷九《厥论》篇首迁入该篇末。左合先生同，龙先生、马先生另增《大奇论》篇中21字，其他诸家未予指出。

《玉机真藏论》（卷六第四十四）多出“黄帝曰：见真藏，

曰：死，何也？”至“帝曰：善。”112字，由全元起本《太阴阳明表里篇》篇中迁入该篇篇中。多出“是顺传所胜之次”7字，原系王冰注文而误入正文，林亿等改为注文，后复入正文。前一处左合先生与马先生同，其他诸家未予指出。后一处诸家未予指出。

《刺疟篇》（卷六第四十五）多出“疟脉满大急”至“过之则失时也”89字，由全元起本《通评虚实论》篇中迁入该篇篇中。左合先生同，其他诸家未予指出。

《痹论》（卷八第五十二）多出“凡痹之客五藏者”至“痹聚在脾”184字，由全元起本《阴阳别论》篇中迁入该篇篇中。左合先生同，其他诸家未予指出。

《阴阳类论》（卷八第五十七）多出“雷公曰：请问短期，”至“期在盛水”154字，由全元起本《四时病类论》篇首迁入该篇篇末。龙先生与左合先生同，其他诸家未予指出。

《阴阳应象大论》（卷九第六十三）多出“帝曰：余闻上古圣人”至“其信然乎？岐伯对曰”76字，由全元起本《上古天真论》篇中迁入该篇篇中。左合先生同，其他诸家未予指出。

《大奇论》（卷九第六十九）多出“肾肝并沉”至“并小弦欲惊”与“三阳急为瘕”至“二阳急为惊”各21字，分别由全元起本卷九《厥论》篇中、篇末迁入该篇篇中。龙先生与马先生多前一小段，左合先生谓一部分在卷九《厥论》中，其他诸家未予指出。

由此，王冰所移易之文，仍以全元起《素问》本为据。

三、从《新校正》看全元起是《素问》的作者

北宋林亿等《素问》新校正，有一千三百多条，其中有二百多条涉及全元起本及全元起注本，这为我们讨论《素问》的作者，增添了一些证据。

《新校正》对全元起本有两种称谓，一叫做“全元起本”，一叫做“全元起注本”。例如：

《素问·生气通天论》“汗出偏沮，使人偏枯”，《新校正》：“按‘沮’，《千金》作‘祖’，全元起本作‘恒’。”

《素问·阴阳应象大论》“帝曰：余闻上古圣人，论理人形……其信然乎?”《新校正》：“详‘帝曰’至‘信其然乎’，全元起本及《太素》在‘上古圣人之教也’（《上古天真论》）上。”

《素问·六节藏象论》“肾者主蛰……为阴中之少阴”，《新校正》：“按全元起本并《甲乙经》、《太素》‘少阴’作‘太阴’。当作‘太阴’。”

《素问·五藏别论》“藏精气而不写也”，《新校正》：“按全元起本及《甲乙经》、《太素》‘精气’作‘精神’。”

《素问·上古天真论》“夫上古圣人之教下也”，《新校正》：“按全元起注本云：‘上古圣人之教也，下皆为之’。《太素》、《千金》同”；“合于道”，《新校正》：“按全元起注本云：‘合于道教’”；“太冲脉盛”，《新校正》：“按全元起注本及《太素》《甲乙经》俱作‘伏冲’。下‘太冲’同”；“肌肉若一”，《新校正》：“按全元起注本云‘身肌宗一’，《太素》同。”

《素问·阴阳别论》“四日而死”，《新校正》：“按别本作‘四日而生’，全元起注本作‘四日而已’，俱通。详上下文义，作‘死’者非。”

《素问·脉要精微论》“彼春之暖”，《新校正》：“按全元起注本‘暖’作‘缓’。”

《素问·三部九候论》“少气不足以息者，危。”《新校正》：“按全元起注本及《甲乙经》《脉经》‘危’作‘死’”。

由此可知，“全元起本”与“全元起注本”不同。“全元起本”即《素问》之原始本，并无注文。“全元起注本”为全元起

《素问》加注文之本，为唐·王冰后出现的本子，其注文并不是全元起所为。因为其书已署上了全元起的名字，所以《新校正》即认为是全元起之语。

在《素问》篇题下之《新校正》校语，只有四篇涉及“全元起注本”，这不得不使我们联想到，“全元起本”之篇目篇序，或与“全元起注本”之篇目篇序也有不同之处。再进一步说，这四篇与《素问》其他篇相对来说，是否成篇时间（至少是篇中的一些内容）与他篇不同呢？否则《新校正》怎么偏偏谓此四篇“全元起注本在”某卷，而其他篇只说“全元起本”呢？这四篇是：

《上古天真论》篇题，《新校正》：“按全元起注本在第九卷”。

《生气通天论》篇题，《新校正》：“按全元起注本在第四卷”。

《金匮真言论》篇题，《新校正》：“按全元起注本在第四卷”。

《六节藏象论》篇题，《新校正》：“按全元起注本在第三卷”。

“全元起本云”，“全元起云”，“全元起注本云”。这三者的含义各不相同。“全元起本云”，即原始《素问》之经文；“全元起云”，是全元起本注文之话；“全元起注本云”，是后起的全元起注本之经文，与《素问》初本之经文含义有别。由此上三则，则提示全元起本即《素问》之初本，作者即全元起。

“全元起本云”例：

《素问·五藏生成篇》：“此五味之所合也。五藏之气……”，《新校正》：“按全元起本云：‘此五味之合，五藏之气也’，连上文。《太素》同”。此《素问》初本（即全元起本）之经文本为“此五味之合，五藏之气也”。

《素问·移精变气论》：“标本已得，邪气乃服”，《新校正》：“按全元起本又云：‘得其标本，邪气乃散矣’”。此又《素问》经文之旧。

《素问·汤液醪醴论》：“精神不进，志意不治，故病不可愈。”《新校正》：“按全元起本云：‘精神进，志意定，故病可愈’”。此当为《素问》初始之文。

《素问·三部九候论》“令合天道”，《新校正》：“按全元起本云：‘令合天地’。”此本全元起《素问》之经文。

“全元起云”例：

《素问·异法方宜论》“其民嗜酸而食胕”，《新校正》：“按全元起云：‘食鱼也’”。这是全元起注本中的解释之语。

《素问·移精变气论》：“故毒药不能治其内，针石不能治其外，故可移精祝由而已”。《新校正》：“按全元起云：‘祝由，南方神’”。此解释“祝由”之语。

《素问·藏气法时论》“肝苦急，急食甘以缓之”，《新校正》：“按全元起云：‘肝苦急，是其气有余’。”此亦解释“肝苦急”之语。

《素问·宝命全形论》“四曰制砭石小大”，《新校正》：“按全元起云：‘砭石者，是古外治之法。有三名：一针石，二砭石，三镵石。其实一也。古来未能铸铁，故用石为针，故名之针石。言工必砥砺锋利，制其小大之形与病相当。黄帝造九针以代镵石。上古之治者，各随方所宜，东方之人多痈肿聚结，故砭石生于东方’”。这是全元起注本对“砭石”的解释。

“全元起注本云”例：

《素问·上古天真论》“合于道”，《新校正》说：“按全元起注本云：‘合于道教’”。这是全元起注本之经文。全元起注本是王冰后之本，与全元起之初本有别。“肌肉若一”，《新校正》：“按全元起注本云：‘身肌宗一’”。这是王冰后全元起注本之经文，《新校正》虽未言全元起本，但全元起《素问》本未必是此四字。

《素问·三部九候论》："以左手足上，上去踝五寸按之，庶右手足当踝而弹之。"《新校正》："臣亿等按《甲乙经》及全元起注本并云：'以左手，足上去踝五寸而按之，右手当踝而弹之'"。这是全元起注本之经文。

全元起本与全元起注，或全元起注本与全元起注文同时引录，例：

《素问·三部九候论》"以左手足上，上去踝五寸按之，庶右手足当踝而弹之"，《新校正》："按《甲乙经》及全元起注本并云：'以左手，足上去踝五寸而按之，右手当踝而弹之'。全元起注云：'内踝之上，阴交之出，通于膀胱，系于肾，肾为命门，是以取之，以明吉凶'。"这是全元起注本之经文与注文同时引录之例。

《素问·宣明五气篇》"黔首共馀食，莫知之也"，《新校正》："按全元起本'馀食'，作'饱食'。注云：'人愚不解阴阳，不知针之妙，饱食终日，莫能知其益妙'。"这是全元起本、全元起注本共引录之例。

《素问·热论》"三阳经络皆受其病，而未入于藏者，故可汗而已"。《新校正》："按全元起云'藏'作'府'。元起注云：'伤寒之病，始入于皮肤之腠理，渐胜于诸阳，而未入府，故须汗，发其寒热而散之'。""全元起云"，即全元起本经文之语。"元起注云"，为全元起注本之注文。

《素问·长刺节论》"病在少腹有积，刺皮骨盾以下。"《新校正》："全元起本作'皮髓'。元起注云：'齐傍埵起也'，亦未为得。"此全元起本与全元起注本并用之例。

《素问·皮部论》"故皮者有分部，不与，而生大病也。"《新校正》："全元起本作'不与'。元起云：'气不与经脉和调，则气伤于外，邪流入于内，必生大病也。”此全元起本“不与”，即《素问》原文。“元起云”，为全元起注本之注文。

全元起注文，有混入《素问》经文中的情况，也有全元起注文，与经文难辨分的情况。之所以出现这种情况，是因为全元起本来就是《素问》的作者，后来出现了全元起的注本，就误认为是全元起“注”，而不是全元起“著”了。出现上述两种情况，也可以从这一方面来佐证全元起是《素问》的作者，所以出现了其注文误入正文，注文正文难分的情况。

《素问·奇病论》：“人有重身，九月而瘖……岐伯曰：无治也，当十月复。《刺法》曰：无损不足，益有余，以成其疹。然后调之。”《新校正》认为“然后调之”四字为全元起注文，误入正文。《新校正》说：“按《甲乙经》及《太素》无此四字。按全元起注云：‘所谓不治者，其身九月而瘖，身重不得为治，须十月满，生后复如常也，然后调之’，则此四字本全元起注文，误书于此。”

全元起本就是《素问》原本，全元起注本虽是后起，然而其所注，必是本于全元起之原本经文，试将“然后调之”置于“当十月复”句后，文义并无不妥。

《素问·宣明五气篇》：“阳入之阴则静，阴出之阳则怒。”《新校正》：“按全元起云：‘阳入阴则为静，出则为恐’。”此虽说“全元起云”，却是全元起本之经文，亦即《素问》之初文。因为全元起本本是《素问》经文，所以出现了此注文、经文不分的情况。

《素问·移精变气论》：“治以草苏草荄之枝，本末为助，标本已得，邪气乃服。”《新校正》：“按全元起本又云：‘得其标本，邪气乃散矣’。”段逸山《素问全元起本研究与辑复》：“据文意，此9字宜为全元起对‘标本已得，邪气乃服’的注文。”

今通行本《素问》作“标本已得，邪气乃服”，全元起《素问》本之初作“得其标本，邪气乃散矣。”此又全元起注文与《素问》经文混淆之例。

《素问·奇病论》：“身热如炭，颈膺如格，人迎躁盛，喘息气逆，此有余也。”此后有小注“是阳气太盛于外，阴气不足，故有余也。”十五字，《新校正》说：“详此十五字，旧作文写。按《甲乙经》《太素》并无此文，再详乃是全元起注，后人误书于此。今作注书。”是“此有余也”之后，《素问》经文本有“是阳气太盛于外，阴气不足，故有余也”十五字。全元起注本或作注文处理，《新校正》依其改为注文。此又全元起注文混入经文之例，足证全元起本与《素问》经文之密切联系，他本无法替代。

我们认为，全元起本（即《素问》原本）无疑在王冰之前，而全元起注本则产生于王冰之后。这从全元起注本暗引王冰之注中可以得到证明。

《素问·针解篇》：“人齿面目应星。”王冰注：“人面应七星者，所谓面有七孔之应也。”《新校正》：“详此注乃全元起之辞也。”《新校正》因为从全元起注本中见到了此句话，所以就认为是王冰暗引全元起注之说。我们的观点恰恰相反，不是王冰暗引了全元起注，而是全元起注暗引了王冰之说。因为《新校正》将全元起注本与全元起的时代视为一致，而不认为全元起注本是后起之书，所以才产生了上述之误解。

王冰注《素问》4500多条，除非他认为医界都已熟知的术语源流而随笔写出外，其他引录如《灵枢》《针经》《老子》《尚书》《易》《阴阳书》《针诰孔穴经》等及至《素问》篇名，无不注明出处。而此全元起寥寥数注，又很少录引，岂有不注明出处之理？而且根据我们的观点，其在全注本之前，则不可能去引未问世之书。对于全元起注本则不同了，他于王冰4500多条注文中暗引数条，则可视为很正常之举。我们虽然未作更深入的考证，但仅据《新校正》现存四十条全元起注文中，已经暗引王冰注文3条，其所占比例就已接近十分之一。

全元起注本为后起之书，晚于王冰，与全元起本不同。这是佐证全元起是《素问》作者的证据之一。若全元起注本出现于王冰之前，则有可能其注是全元起所作，这就容易掩盖全元起是《素问》作者一说。而全元起注本在王冰之后产生，则其注文不可能是全元起所为，而因此证明全元起《素问》本无注文，是全元起“著”《素问》而不是“注”《素问》。

《素问·阴阳类论》：“三阳独至，期在石水。”王冰注：“石水者，谓冬月水冰如石之时，故云石水也。”《新校正》：“详‘石水’之解本全元起之说，王氏取之。”此例同前，不是王冰暗引了全元起注，而是全元起注本暗引了王冰之说。

四、从史料记载看全元起是《素问》的作者

最早记载《素问》的史书是公元523年阮孝绪的《七录》，距《素问》的成书时间不过三十年左右。如此近距离的时间，说明《七录》所载的“《黄帝素问》八卷”之说是可靠的。可惜的是，《七录》未载录《素问》的著者。我们分析是《素问》成书后当时并无署名。直至唐时的杨上善、王冰等时，也未提全元起之名。是《素问》之初，本无署名。所以《七录》未载。

至《隋书·经籍志》（公元656年）始记载：“《黄帝素问》九卷”，又重复记载：“《黄帝素问》八卷，全元越注”。“全元越”，为“全元起”之误。此时，始有“全元起”之名。而此时已较阮孝绪的《七录》，又过了一百多年，也就是说，一百多年后，从《隋书·经籍志》中，才知道全元起这个人。

长孙无忌等的《隋书》编撰时间，与李延寿编撰《南史》（659年）的时间基本上相当。李延寿《南史》的编撰用了十六年，于659年开始发行传布，而隋书于656年开始发行，时间仅

隔三年。

在《南史》中，提到了“全元起”之名。《南史·王僧孺传》：“僧孺工属文，善楷隶，多识古事。侍郎金元起欲注《素问》，访以砭石。僧孺答曰：‘古人当以石为针，必不用铁’。《说文》有此‘砭’字，许慎云：‘以石刺病也’。《东山经》‘高氏之山多针石’，郭璞云：‘可以为砭针’，《春秋》：‘美疢不如恶石’，服子慎注云：‘石，砭石也’。季世无复佳石，故以铁代之尔。”“金元起”为“全元起”之误。

《南史》虽然没有专为名医全元起立传，但通过《王僧孺传》中记载全元起向王僧孺请教砭石一事，却将全元起的名字和《素问》连在了一起，说全元起“欲注（素问》”。《南史》和《隋书》的编撰时间及发行时间极相近，而两书又同时都提到了《素问》。仅一点不同的是，《隋书》说“《黄帝素问》”，《南史》说“《素问》”，其实为一书。《南史》此篇不专著录医经书目，故简称其为“《素问》”。

“《素问》”一名，最早出现在梁·阮孝绪的《七录》中。至于《伤寒论》序和《甲乙经》序中提到的“《素问》”，由于《伤寒论》“撰用《素问》《九卷》《八十一难》《阴阳大论》《胎胪药录》，并平脉辨证”等二十三字，《康平本伤寒论》是作为“博采众方”一句的注文出现的，且通过我们的研究分析，《伤寒论》序不是张仲景、也不是王叔和所作；《甲乙经》成书于450年，其作者不是皇甫谧，其序更不是皇甫谧所作。《甲乙经》序中提到了“《针经》九卷”，《针经》是《太素》之后才出现的书（《针经》一书，非指一书，《甲乙经》也被当时之人称之为《针经》，而《甲乙经》序提到的《针经》，与《素问》并称为十八卷的，当指杨上善之后的《针经》。王冰在注《素问》时，每引《针经》之说），所以我们说，其说与《伤寒》序之说一样，是不可靠的。

排除了《伤寒论》序和《甲乙经》序中《素问》的记载和年代问题，《素问》之名出现的时间就开始清楚了，523年阮孝绪的《七录》，是最早记载《素问》的史书。《南史》和《隋书》所载的“全元起”，是最早记载全元起之名的史书。

《南史》和《隋志》之所以能收载全元起之名，我们分析当时已有其他史料或书籍有此记载。即两史所载，有资料来源，而不是凭空杜撰的。《素问》之书的问世，距上述两史的编撰时间，已有一百六十多年，且《素问》的问世，在当时医学界是自《难经》后的一个创举，产生了极大的效应，很快被医学界和社会上认可并传播扩散，所以《素问》之书名和全元起之名自应被相关的书籍收载或引录。两史之载，正是依据当时的相关记载而来的。李延寿《南史》的资料来源，多依据其父李大师的《南北朝编年》。长孙无忌等《隋志》，是否也参考了《南北朝编年》，就不得而知了。总之，《南史》与《隋书》所载《素问》之名和全元起之名，是史实，是可信的。

我们说全元起是《素问》的作者，主要有以下理由：

1. 全元起之前没有《素问》之名，也见不到相关的史书或其他书籍的记载。

《素问》之名，最早见于523年阮孝绪的《七录》，全元起之名，最早见于656年的《隋书》和659年的《南史》，此前未见任何书籍著录。一部轰动医学界的医学巨著，不可能不被其相关的医学类书籍记载或引录，一部几乎达到了家喻户晓的医学名著，也不可能不被其同时代和近时代的史书或他类书所记载或引录。《素问》则恰恰相反，在《七录》之前，《素问》的书名没有被任何书籍所记载。为什么？因为《素问》在490年以前还没有问世。一部没有问世的医学书，尽管是医学巨著，它也不可能被任何书籍所载录。

全元起的生活年代与王僧孺同时。据《梁书·王僧孺传》，王僧孺梁武帝时“普通三年卒，时年五十八岁”。那么，王僧孺的生卒年是464~522年。全元起当与之同时，至少是出生年代几为同时。全元起的卒年不详，或者要比王僧孺寿命长。

全元起生活的年代，尤其是全元起的壮年时代（490年左右），《素问》之书尚未问世。当时书籍都无《素问》之名的记载，全元起怎样去注释所谓《素问》呢？一部尚未产生的书，又怎样去注释呢？据此，我们排除了全元起“注”《素问》的可能性，而增强了全元起“著”《素问》的概念。

2. 全元起具备著《素问》的条件

全元起在当时已是名医，医理精深，医技超群。明代徐春甫《古今医统大全》说：“全元起以医鸣隋，其实不在巢、杨之下。一时缙绅慕之如神，患者仰之，得则生，舍则死。其医悉祖《内经》。所著《内经训解》行世。”

徐春甫说全元起是当时名医，这一点符合史实。但徐氏对全元起生平的叙述中，有两点明显错误，应予纠正。一是全元起是南朝人，而不是隋人。否则怎么会向南朝名儒王僧孺请教砭石的问题呢？其二，全元起的书名，不会叫做“《内经训解》”，徐氏是根据史书载全元起“注《素问》”之说，而又将《素问》与《内经》混淆为一书，所以才臆想出“《内经训解》”一名的。我们前面说过，《内经》原名叫《诊经》，与《素问》并不是一书。所以全元起的书名不可能叫“《内经训解》”的。不过，徐氏对全元起医术的评价，到是可取的。

全元起是南朝时的名医，当时其社会名望已很高，且官居三品之侍郎。否则，名儒王僧孺不会接受他的访问咨询，而史书也不会将他的名字和王僧孺联系在一起。正因为都是名人，史书才名正言顺地记载了两个人的相关事迹。

全元起精通医理，熟悉他以前的医书大概，如《内经》（《诊经》）《难经》《经脉》等书。他尤其崇尚《难经》之说。

这在《素问》一书中诸多之处引遵《难经》之说，可以证明。就连《素问》之书名，他也是仿效《难经》而来。《难经》叫“难”（即“问”义），他叫“《素问》”，则直书“问”字，与《难经》同例。

全元起是个有志向的人。在他精通医理，医术精湛之后，看到当时医学基本理论之书缺乏，医生治病，只能查阅为数极少的《难经》之类的医理之书。而随着时代的发展，医生们要求更加详细、创新性质的医理之书。面对这种医理之书与时代需要不能相适应的现状，他决心要填补这个缺口，所以在他年华正茂，精力旺盛之时（490 年左右），立志要著一部医学基础理论之书，既要总结概括前人的医学成果，又要适应当时医界的创新要求，而且其书又要求带有深入浅出的可读性，以利于普及。于是，他仿效《难经》问答之例，取书名《黄帝素问》。

为了完成著《素问》这一医学壮举，他做了积极的准备工作，以保证该书的质量。除了参考诸多医籍外，他还勤学好问，向有一技专业之长的人请教，所以才发生了向精通古事的王僧孺请教砭石之事，并因此被当作佳话载入了史册。《南史·王僧孺传》说他“欲注《素问》”，正是他立志著书，积极作筹备工作之时。

3. 史书载全元起与《素问》有着极密切的联系

我们看一看史书关于全元起和《素问》的记载：

《南史·王僧孺传》：“全元起欲注《素问》。”

《隋书·经籍志》：“《黄帝素问》八卷，全元越注。”

《旧唐书·经籍志》：“《黄帝素问》八卷。”

《唐书·艺文志》：“全元起注《黄帝素问》，九卷。”

《宋史·艺文志》：“《素问》八卷，隋·全元起注。”

宋《通志·艺文略》：“《黄帝素问》，九卷，全元起注。”

宋《中兴馆阁书目辑考》：“《素问》八卷，全元起注。序云：素者本也，问者黄帝问岐伯也。陈性情之原，五行之本，故名。”

宋《崇文总目》：“《黄帝素问》八卷，全元起。”

由上可以看出，自《隋书》之后之史书或书目类书，均依《南史》之说，称《素问》为全元起“注”。关键就是在这一个“注”字上，使人陷入误区。我们说过，全元起之时尚无《素问》一书，全元起去注释什么呢？这里的“注”，只能是“著”，是“著”之音转，也就是“著”的通假字。

史书“注”、“著”（“撰”）混用，每有先例。如《宋史·艺文志》：“《黄帝内经素问》，二十四卷，唐·王冰注”，又重复记载：“《黄帝素问》，二十四卷，王冰撰”；《旧唐书·经籍志》：“《黄帝内经太素》，三十卷，杨上善撰”，宋《通志·艺文略》：“《黄帝内经太素》，三十卷，杨上善注”；《日本国见在书目》：“《黄帝八十一难经》，九卷，杨玄操撰”，宋《直斋书录解题》：“《难经》二卷……杨玄操复为之注。”

此“注”、“撰”混用之例。

宋《崇文总目》只云“《黄帝素问》八卷，全元起”，并未言“注”，按照史书之例，此即名言《素问》为全元起所著。例如明《国史经籍志》：“《宣明论方》，十五卷，刘完素”；《崇文总目》：“《脉经》，十卷，王叔和”；《唐书·艺文志》：“《补肘后救卒备急方》，六卷，陶弘景”等，只载人名者，均为该书即所载之人著。

“注”、“著”古通假之证：

《后汉书·陈纪传》：“发愤著书数万言”；《史记·庄周传》：“善属书离词”；《汉书·叙传·述董仲舒传》：“论道属书”。朱起风《辞通》：“‘著’、‘属’古读同音，故书传通用”，又云：“‘注天’，又为‘属天’，亦其例也”，又云：“‘注’字古通作‘属’”。

《诗·郑氏笺》疏："注者，著也"；《礼记大传》及《广雅·释诂四》并云："著，明也"；《礼记·乐记》注："注犹立也"；《汉书·张良传》注："著，谓书之于史。"

此"注"、"著"、"属"古通之证，亦可佐证《南史》，"全元起欲注《素问》"之"注"字，当为"著"之假字。

五、从方言看全元起是《素问》的作者

楚是春秋战国的国名。楚为南国，楚语是南国具有代表性的方言。随着时代的变迁，楚国早已不存在了，但是其具有代表性的方言，却会在楚语地世世代代流传下来。

全元起是南朝人，身居南国之楚语地带，至少是毗邻楚语地带，其著作中自觉不自觉地必然要显示出楚语方言的痕迹。我们从楚方言这一角度进行讨论，可以佐证全元起是《素问》的作者。

1. "将"，楚语为"大"义。

《方言·卷一》："秦晋之间凡物壮大谓之嘏……齐楚之郊或曰京或曰将，皆古今语也。"郝懿行疏："将，为楚语。"

《书·洛诰》"惇宗将礼"。孙星衍疏："将者，大也。"《荀子·赋》王行谦集解："将者，大也。"《左传·宣公四年》孔颖达疏："谓大指为将指"，又"足以大指为将指"。

在《素问》中的体现：

《素问·奇病论》："夫肝者，中之将也，取决于胆。"

"中之将"，即"中之大"之义。肝在五藏中最重最大，所以说是胸腹中藏器之"将"。

2. "苏"，楚语为"草"义。

《方言·卷三》："苏、芥，草也。江淮南楚之间曰'苏'"。

《庄子·天运》陆德明释文："苏，草也。"《广雅·释草》："苏，草也"。柳宗元《宥腹蛇文》蒋之翘注："苏，草也。"

《楚辞·离骚》洪兴祖注："苏，取草也。"《资治通鉴·后唐纪》胡三省注："採草为苏"。

在《素问》中的体现：

《素问·移精变气论》："十日不已，治以草苏草荄之枝，本末为助。"

"草苏"，同义复词，指草叶，与后之草荄（即草根）并言，指新鲜之药草全草。"枝"为"汁"之音转。"草苏草荄之枝（汁）"，指新鲜药草榨取之汁液。杨上善："药草根茎，疗病之要也。"马莳："苏者，叶也，荄者，根也。"

3. "差"、"间"，楚语为"愈"义。

《方言·卷三》："差、间、知、愈也。南楚病愈者谓之差，或谓之间。"

《类篇·左部》："差，瘉也。"《广韵·卦韵》："差，病除也。"《资治通鉴·梁纪十六》胡三省注："差，本作瘥。疾稍愈谓之差。"

《左传·昭公七年》杜预注："间，差也。"《论语·子罕》何晏集解："少差曰间"。《左传·襄公十年》杜预注："间，疾差也"。《类篇·门部》："间，瘳也。"

在《素问》中的体现：

《素问·风论》："肺风之状，多汗恶风，色皏然白，时咳短气，昼日则差，暮则甚"。"差"，即病减轻。此为楚语。王冰："昼则阳气在表，故差。暮则阳气入里，风内应之，故甚也。"

《素问·标本病传论》："谨察间甚，以意调之。间者并行，甚者独行。"

"间甚"，指病之轻重。

4. "聋"为楚语。

《方言·卷六》："耸、耳宰，聋也……陈楚江淮之间谓之聋"。是"聋"，本为楚语。

《说文·耳部》："聋，无闻也。"《庄子·逍遥遊》陆德明释文："聋，不闻也。"《礼记·王制》孔颖达疏："聋，谓耳不闻声。"《韩非子·解老》："耳不能别清浊之声则谓之聋。"

在《素问》中的体现：

《素问·诊要经终论》："少阳终者，耳聋，百节皆纵。"

《素问·通评虚实论》："暴厥而聋，偏塞闭不通，内气暴薄也。"

《素问·刺志论》："刺客主人，内陷中脉，为内漏耳聋。"

5. "汩"，楚语指"急"貌。

《方言·卷六》："汩、遙，疾行也。南楚之外曰汩，或曰遙"。郭璞注："汩汩，急貌也。"

《尔雅·释水》陆德明释文："汩，水声急也。"《列子·汤问》殷敬顺释文："汩，疾也。"《后汉书·张衡传》李贤注："汩，疾皃也。"《文选·吴都赋》刘逵注："汩，急疾，无所不至。"

在《素问》中的体现：

《素问·生气通天论》："阳气者，烦劳则张……溃溃乎若坏都，汩汩乎不可止。"

"汩汩"，喻阳亢盛急之状。王安道："火炎气逆，故目盲耳闭而无所用。此阳极欲绝，故其精败神去，不可复生，若堤防之崩坏，而所储之水奔散滂流，莫能遏之矣。"

6. "瘅"音，楚语有"盛"义。

《方言·卷六》："戏、惮，怒也。齐曰戏，楚曰惮"。"惮"与"瘅"通。郝懿行："惮亦盛怒貌也。"《大雅·桑庚篇》云：'逢天僤怒'，'僤'与'惮'通。《秦策》云：'王之盛亦惮矣'，惮亦威之盛……《史记·春申君传》：'惮作单，古字假借耳……'《周语》'阳瘅愤盈'，旧音引《方言》：楚谓怒为瘅。'瘅'与'惮'古亦通用。"

《广韵·晉韵》："瘅，怒也"；《广雅·释诂》王念孙疏："楚谓怒为瘅"；《读书杂志·汉书》王念孙按："瘅者，盛也"；《说文通训定声》："'瘅'，叚借又为'疸'"；《春秋左传异文释》："'瘅'，作'疸'。"

在《素问》中的体现：

《素问·平人气象论》："溺黄赤安卧者，黄疸……目黄者，曰黄疸"。"疸"与"瘅"通，"盛"义。"黄疸"，即"黄盛"、"黄甚"之义。

《素问·疟论》："其但热而不寒者，阴气先绝，阳气独发，则少气烦冤，手足热而欲呕，名曰瘅疟"、"瘅疟何如？岐伯曰：瘅疟者，肺素有热……令人消烁肌肉，故命曰瘅疟"。"瘅"，"盛热"之义。

《素问·奇病论》："有病口苦，取阳陵泉。口苦者病名为何？何以得之？岐伯曰：病名曰胆瘅。夫肝者，中之将也，取决于胆，咽为之使。此人者，数谋虑不决，故胆虚，气上溢而口为之苦。"

"瘅"，"盛"义。胆气盛，所以叫"胆瘅"。"决"为"泄"义。胆主疏泄胆汁，所以说"取决（泄）于胆"。"不决"，指胆汁不能正常疏泄。"虚"，疑"逆"之音转。胆汁郁滞不泄，所以上逆而成口苦之疟。

7. "薆"，楚语为隐蔽义。

《楚辞·离骚》："众薆然而蔽之"。"薆"通"爱"。《说文》："薆，蔽不见也"，又"僾，仿佛也"。《广雅·释言》："爱，僾也"，《说文》引《诗·静女篇》"僾而不见"，今《诗》"僾"作"爱"。《诗·大雅·烝民》毛传："爱，隐也。"

《尔雅·释言》："薆，隐也"。《汉书·律历志》颜师古注："薆，蔽也"。钱绎《方言笺疏》："薆、爱、僾、爱，并字异义同。"

在《素问》中的体现：

《素问·四气调神大论》："夏三月……使气得泄，若所爱在外，此夏气之应，养长之道也。"

"爱"，通"薆"，隐蔽之义。此为楚语。"若所爱在外"，义为使所隐蔽的肢体裸露在外。冬日寒盛，人厚衣穿戴，肢体隐蔽不露。夏日炎热，使所隐蔽于衣内的肢体暴露于外，增加散热功能以适应夏季之炎热。这是古人朴素的夏季养生之道。

8. "独"（獨），楚语为"大"义。

《方言·卷十二》："蜀，一也，南楚谓之獨"。郭璞注："蜀，犹獨耳"，郝懿行："按，自宜以'一'释'蜀'，不当以'蜀'释'一'。《广雅》：'蜀，弌也'。'弌'，古文'一'字……《释畜》云：'鸡大者蜀'，按《释诂》：'介，大也'，《广雅》：'介，独也'……'独'谓之'蜀'，亦谓之'介'，'大'谓之'介'，亦谓之'蜀'，'一'谓之'蜀'，亦谓之'獨'，'特'谓之'独'，亦谓之'一'，义并相通也"。此"独（獨）"为"大"义。

在《素问》中的体现：

《素问·四气调神大论》："逆冬气，则少阴不藏，肾气独沉。"

"独"为"大"义，"沉"为"病"义。"独沉"，即"大病"之义。《文选·赠五官中郎将诗》李周翰注："沉、痼、疾，皆病也。"是"沉"有"病"义之证。

《素问·阴阳类论》："三阴为母，二阴为雌，一阴为独使。"

"一阴"，指厥阴肝经。"独"，"大"义，"使"为"甚"之音转，亦"大"义、"盛"义。厥阴为阴之极，所以说其为"大"或者"盛"。"独"与"使"同义复词，均"大"、"盛"之义。前文"一阴独至，经绝"之"独"字，亦"大"义。

《韩非子·外储》王先慎集解："'使'，作'用'"，《书·

召诰》孔颖达疏："郑、王皆以'自'为'用'"，柳宗元《酬娄秀才》蒋之翘注："'是'，一作'自'"，《读书杂志·荀子》王念孙按："《汉书·司马相如传》'闲雅甚都'，《史记》'甚'作'是'"。是"使"、"甚"古通之证。

9."蹇"音，楚语为"艰难"义。

《方言·卷十》："言蹇，极，吃也。楚语也。"郭璞注："语涩难也"。

"蹇"通"言蹇"。《玄应音义·卷九》注引《方言》："蹇，吃也。楚人语也。"《易·序卦》："蹇者，难也"，赵岐《孟子题辞》焦循正义："屯、蹇，皆谓难也。"《楚辞·远逝》王逸注："蹇，难也。"《易经异文释·卷三》："'蹇'，《众经音义·十》引作'謇'"，《小学蒐佚·声类》："'言蹇'，亦'謇'字也。"《方言·卷六》："'謇'，难也。"钱绎疏："'蹇'、'謇'古今字，'言蹇'，俗字。"

在《素问》中的体现：

《素问·骨空论》："蹇，膝伸不屈，治其楗。"

"蹇"，指行走艰难。为楚语。王冰："谓膝痛屈伸蹇难也。"

李今庸先生《古医书研究》中指出《素问》中出现楚语处四则。此引录如下：

《素问·五藏生成》说："黑如乌羽者生。"《素问·平人气象论》说："死脾脉来，锐坚如乌之喙。"乌，楚语。《说文·隹部》说："雅，楚乌也……秦谓之雅"，可证。

《素问·脉要精微论》说："白欲如鹅羽，不欲如盐。"鹅，楚语。《方言》卷八说："雁，自关而东谓之鴚鹅，南楚之外谓之鹅。"可证。

《素问·平人气象论》说："安卧脉盛，谓之脱血……溺黄赤，安卧者，黄疸。"《灵枢·海论》说："髓海不足……懈怠安卧。"《灵枢·论疾诊尺》说："……黄疸也，安卧，小便黄赤。"

安卧，为“安食”。“食”楚语。《说文·卧部》说：“食，楚谓小儿懒食，从卧食。”可证。然《玉篇·卧部》说：“食，女厄切，楚人谓小懒曰食”。是《说文》之“儿”字为衍文。

《素问·通评虚实论》说：“跖跛，风寒湿之病也。”此文“跖”、“跛”，叠词同义，今谓之“相同连合词”。跖，楚语。《说文·足部》说：“跖，楚人谓跳跃曰跖”。《方言》卷一说：“跖，跳也……楚曰跖。”可证。

第三节 《素问》的名义

一、《素问》与《内经》并不是一本书

《黄帝素问》和《黄帝内经》是两本书，并不是一本书。因为《内经》亡佚，就把《素问》叫做“《内经》”，这种做法是不妥当的。如果将两者混为一谈，那么解释《素问》书名的含义时就必然要受到《内经》含义的影响。所以有必要对此问题进行一下讨论。

之所以将《素问》视为《内经》，主要受两个序言的影响。一是《甲乙经·序》。该序说：“按《七略·艺文志》，《黄帝内经》十八卷，今有《针经》九卷，《素问》九卷，二九十八卷，即《内经》也。”因为当时看不到《黄帝内经》一书，就将写序时能够见到的《针经》和《素问》指认为“《内经》”。仅就卷数而言，梁·阮孝绪《七录》所载《素问》卷数为八卷而并非九卷。

二是唐代王冰之序，该序说：“班固《汉书艺文志》曰：‘《黄帝内经》十八卷’。《素问》即其经之九卷也，兼《灵枢》九卷，乃其数焉。”王冰之时，《针经》与《灵枢》并存，二书内容相类，或是由于二书卷数有别，或是为了避免重复，王冰选

择了《灵枢》，与《素问》并称为《内经》。

我们在第一章中就说过，“《内经》”为“《诊经》”之音转。《内经》原名叫《诊经》。至《汉书·艺文志》载录之时，已经音转成了“《内经》”。这个“内”字，令后人颇费解。它既不是“内科病”、“外科病”之“内”的含义，也不是“内篇”、“外篇”之“内”的含义。因为《汉书·艺文志》所说的“《黄帝外经》”，是根本不存在的。“外”，为“脉”之音转。“《黄帝外经》”，即“《黄帝脉经》”。这些我们都在第一章中做过考证。因此说，《内经》之“内”，与“外”字不可能对举成义。

《素问》和《内经》，虽然都冠以“黄帝”二字，但冠以“黄帝”之名的不一定都是一本书。古人将“黄帝”一词，视为医学的代名词，凡是医书，此书可以冠以“黄帝”，彼书也可以冠以“黄帝”。例如晋·葛洪就把医书统称为“黄帝医经”。这反映了当时将黄帝视为医学代名词的真实状况。犹如今人将中医学称为“岐黄之学”或“岐黄之术”一样。

从内容上来看，《内经》（《诊经》）原本是诊断学专著，而《素问》则是一本全面的医学基础理论阐述之书。不知全元起编撰《素问》之时是否还存在《内经》（《诊经》）之传本或残本，或者《内经》的内容已离析存录于他书之中，全元起都会参考的。因为从全元起请教王僧孺砭石之事可以看出，全元起为著《素问》，多方准备，医学外行有一技之长的都视之为师，何况当时的医学书籍呢。正因为全元起广参群书，才能著出概括当时医学水平的举世之作。但是，我们不能说全元起参考或引录了《内经》（《诊经》）之文，就说《素问》与《内经》是一本书。

从书的体例形式上来说，《素问》同《难经》一样，是以问答形式编写的。《内经》（《诊经》）在《难经》之前。该书是否以问答形式编写，虽无史料证明，但我们认为该书不是问答体例编写的。因为从同时代的仓公《诊籍》《五十二病方》等书中，或者从《难经》《素问》中《诊经》存留的痕迹分析中，我们看不到这种迹象。而一般学者认为，《难经》是中医学第一部问答体例之书。这说明《内经》的编写体例，与《素问》也是不相同的。

《素问》与《内经》并非一书，前贤已有质疑或明述。元·吕复《九灵山房集·沧州翁传》："至隋《经籍志》始有《素问》之名，而不指为《内经》。唐·王冰乃以《九灵》九卷牵合《汉志》之数，而为之注释。"

清·姚际恒《古今伪书考》："以《素问》九卷、《灵枢经》九卷当《内经》十八卷，实附会也。"

清·张琦《素问释义·自叙》："《汉书艺文志》：《黄帝内经》十八卷，无《素问》之名。《隋书·经籍志》始载《素问》九卷。后汉·张机《伤寒论》序云撰用《素问》九卷，晋·皇甫谧、王叔和皆引用之，则《素问》之名实始于东汉，谓即黄帝之《内经》与否，正不可知。"

清·萧延平《黄帝内经太素·例言》："大抵《素问》为西汉以前书，其是否即《汉志》中《内经》，无从证明。"

二、全元起之书原名《黄帝素问》

全元起之书问世时叫作"《黄帝素问》"，这从史书记载中可以证实。

梁·阮孝绪（公元523年）的《七录》，时间距《素问》问世之时，不过三十多年，其说当最可靠。《七录》说："《素问》八卷。"

《隋书·经籍志》："《黄帝素问》，九卷。"又说："《黄帝素问》八卷，全元越注。"

《旧唐书·经籍志》："《黄帝素问》，八卷。"

《唐书·艺文志》："全元起注《黄帝素问》，九卷。"

宋《通志·艺文略》:“《黄帝素问》,九卷。全元起注。”

是全元起本来叫做《黄帝素问》,并未加“内经”二字。我们说过,“黄帝”,古人视其为医学代名词,而“《内经》”只是一本书名。“《黄帝素问》”,就是“医学问答”或“医术问答”之义,而加“内经”,其义就成了“医学内经的方法问答”之义了。《素问》本为综合性基础医理之书,而并非专为《内经》(《诊经》)所作之书。所以全元起之初,自然不加“内经”二字。

至宋以后,因视《素问》与《内经》为一书,又“黄帝”为医学代名词一事与“《内经》”混淆,所以凡“素问”前,多加“内经”二字。如《宋史·艺文志》:“《黄帝内经素问》,二十四卷,唐·王冰注”;宋《中兴馆阁书目辑考》:“《黄帝内经素问》,十四卷,王冰注”;明《世善堂藏书目录》:“《黄帝素问内经》,十二卷”;明《传是楼书目》:“《黄帝内经素问》,二十四卷,唐·王冰注,宋·林亿、孙奇、高保衡补注。”

注家受史书“全元起注《素问》”之说的影响,于是就把全元起的书叫做《素问训解》或《素问训诂》。如明·王九达《黄帝内经素问灵枢合类》自序:“全元起列为《(素问)训解》”;清·张琦《素问释义》自叙:“隋全元起始作《(素问)训诂》”;明·徐春甫把它叫做“《内经训解》”。他在《古今医统大全》中说:“全元起以医鸣隋……其医悉祖《内经》,所著《内经训解》行世”;南宋·陈振孙又叫做“《素问注》”。他在《直斋书录解题》中说:“《汉志》但有《黄帝内外经》,至《隋志》乃有《素问》之名,又有全元起《素问注》八卷。”

我们认为,上述之名,都是对全元起书名的误解。

三、《素问》的名义

首先看林亿《新校正》引全元起之说:“《素问》之义,全元起有说。云：‘素者，本也。问者，黄帝问岐伯也。方陈性情之源，五行之本，故曰素问’。元起虽有此解，亦未甚明。按《乾凿度》云：‘夫有形者生于无形，故有太易，有太初，有太始，有太素。太易者，未见气也；太初者，气之始也；太始者，形之始也；太素者，质之始也。气形质具而痾瘵由是萌生。’故黄帝问此太素，质之始也。《素问》之名，义或由此。”

林亿所引，当为全元起注本之说，全元起注本产生于王冰之后，其注文并非全元起之说。所以就连林亿也说其“虽有此解，亦未甚明”。全元起就是《素问》的作者，哪有作者自己都解释不清楚自己书名含义的道理？是全元起《素问》之初本，本无注文，亦无书名之解。其注文诸说均产生于王冰之后，并非全元起之说。因此，其《素问》名义之解，自不当为据。林亿又引《乾凿度》之说，将“素”解为“质之始”，即今天之“基本”、“基础”之义，义亦未妥。

有将“素”解作人名者。北宋·张君房《云笈七签》：“天降素女，以治人疾，黄帝问之，而作《素问》。”古人未有以“素女”代称医学者，故此说不妥。

有将“素”解作白绢者。南宋·赵希弁《郡斋读书后志》：“昔人谓《素问》，以素书黄帝之问，犹言素书也。”这是望文生义之说，不可取。

有将“素”解作“平素”、“日常”之义者。如明·吴崑《黄帝内经素问注》：“平日讲求，谓之《素问》”；明·马莳《内经素问注证发微》：“《素问》者，黄帝与岐伯、鬼臾区、伯高、少师、少俞、雷公六臣平素问答之书。”《素问》是全元起做了多方面积极的准备工作后才认真撰写的，并不是平素问语之记录。所以此说也是一种臆说。

清·胡澍之解释，义较近。他在《黄帝内经素问校义》中说：“素者，法也……黄帝问治病之法于岐伯，故其书曰《素问》。素问者，法问也，犹后世杨雄著书谓之《法问》矣。”惜“素”本应与前文“黄帝”连读，指“医术”之义，胡氏却与“问”字连读，义虽近而仍难通畅。

“《素问》”的“素”字，为“术”之音转，即通假。“《黄帝素问》”，即“《黄帝术问》”，译出来就是“医学问答”或“医术问答”之义。“《素问》”本是“《黄帝素问》”的简称，人们习以为常地将“素”与“问”连读，自然难解“《黄帝素问》”之义了。

《史记·蔡泽传》“情素”，《后汉书》作“情数”，《史记·衡山王赐传》“雅数”，《汉书·丹史传》作“雅素”。朱起凤：“‘数’与‘素’同音通假”。《荀子·劝学》杨倞注：“数，术也”。《淮南子·本经》高诱注：“术，数也。”《孟子·告子》赵岐注：“数，技也。”《集韵》：“术，一曰技也。”是“素”、“术”、“数”古并通之证。

“素”之通“术”，由来已久。自《汉书·艺文志》以降，直至隋唐，屡见不鲜。如《汉书·艺文志》载“《黄帝太素》”（此为阴阳之书，非杨上善《太素》医类之书）一书，颜师古注：“刘向《别录》云：‘或言韩诸公孙之所作也’。言阴阳五行，以为黄帝之道也，故曰‘太素’”。此“素”，正“术”义。“道”亦“法”义、“术”义。《左传·定公五年》杜预注：“道，犹法术”，《国语·吴语》韦昭注：“道，术也”。“黄帝之道”，即“黄帝之术”。此为“大术”，所以称为“太素”。

《抱朴子·杂应篇》：“余见戴霸、华他所集《金匮绿囊》，崔中书《黄素方》，及百家杂方，五百许卷”。“《黄素方》”，即“《黄术方》”，指黄帝之术，即医术之义。

《隋书·经籍志》李延寿注：“梁有《黄素药方》二十五卷，亡”。此亦将黄帝医学称为“黄素（术）”。

《旧唐书·孙思邈》：“又撰《福禄论》三卷，《摄生真录》

及《枕中素书会》《三教论》各一卷”。此“素”，正“术”之通假。“枕中素”，即“枕中术”。

杨上善“《黄帝内经太素》”之“素”，亦为“术”之通假，即“《黄帝内经》大术”之义。其与《汉书·艺文志》颜师古解“《黄帝太素》”之义，大体相同。医学为涉及人体生死之大术，所以称其为“大术”，即“太素”。

由上可知，“素”之通“术”，古人常用。“《黄帝素问》”本为“《黄帝术问》”，即“医学问答”或“医术问答”之义。“问”字当与《难经》之“难”字一样，自成词义，不当与前文“素”字连读连解。

第五章　《灵枢》的成书年代

第一节　《灵枢》是《甲乙经》的变异本

《灵枢》的前身是《九卷》，《九卷》的前身是《甲乙经》。也就是说，《灵枢》是在《甲乙经》的基础上产生的，《灵枢》是《甲乙经》的变异本。这就是我们今天看到的《灵枢》，为什么会与《甲乙经》有诸多相同之处的原因。

《灵枢》大量抄袭了《甲乙经》之文，这就是我们之所以说《灵枢》为《甲乙经》的变异本的根据。清·周学海《内经评文》自跋中说："《灵枢》缺脱弥甚，史崧取皇甫士安《针灸甲乙经》之文补之。"虽说是"补"，却意识到《灵枢》大量袭用了《甲乙经》之文。为什么说是《灵枢》抄袭了《甲乙经》，而不是《甲乙经》引录《灵枢》之文呢？我们通过下面的比较，就可以证明这个问题。

一、《甲乙经·卷一·五藏六府阴阳表里第三》："脾主为胃，使之迎粮。"

《灵枢·师传》："脾者主为卫，使之迎粮。"

《甲乙经》之"胃"，《灵枢》音转成了"卫"。"胃"可容纳粮食、食物，"卫"怎么去纳食"迎粮"呢？致义不可解。当从《甲乙经》之初作"胃"为是。

二、《甲乙经·卷八·五藏六府胀第三》："大肠胀者，肠鸣而痛濯濯，冬日重感于寒，则泄，飧不化。"

《灵枢·胀论》："大肠胀者，肠鸣而痛濯濯，冬日重感于寒，则飧泄不化。”

《甲乙经》“泄，湌不化”，是“泄泻，食物不化”之义。《灵枢》作“飧泄不化”，“飧泄”变成了病名，飧泄病而食不化。

《国语·晋语》韦昭注：“熟食曰飧”，《周礼·秋官·司仪》郑玄注：“飧，食也。”《群经平议·春秋外传·国语》俞樾按：“飧者，夕食也。”《集韵·魂韵》：“飧，或作餐，通作湌。”是“飧”本是“食物”之义，“飧”、“湌”字同。

《甲乙经·卷八·第二》：“多寒则肠鸣，飧泄不化。”

《灵枢·百病始生》：“多寒则肠鸣，飧泄，食不化。”

《灵枢》“飧泄”后多一“食”字。这是不明《甲乙经》本义之例。《甲乙经》之“飧泄不化”，是“食物泄出不消化”之义。而《灵枢》将“飧泄”视为病名，只好增一“食”字以贯通其义，成了“飧泄病泄泻，食物不消化”之义。“飧”本“食”义，赘增“食”字，含义发生了变化。

三、《甲乙经·卷一·五藏六府阴阳表里第三》：“胆者，清净之府。”

《灵枢·本输》：“胆者，中精之府。”

《甲乙经》“清净”之“净”，为“津”之音转。胆储清清之胆汁，所以说它为“清净（津）”之府。《素问·汤液醪醴论》：“开鬼门，洁净府”。“净府”之“净”，为“津”之音转。“净府”，即“津府”。膀胱为储纳津水之府，所以称它为“净（津）府”。是古人每有“净”通“津”之例。《素问·脉要精微论》：“水泉不止者，是膀胱不藏也”，《素问·灵兰秘典论》：“膀胱者，州都之官，津液藏焉。”是膀胱本为储藏津水之藏器，所以称它为“净（津）府”，与《甲乙经》之“清净（津）之府”同例。

《灵枢》不明此义，将《甲乙经》之“清净（津）”误或音转成了“中精”，致义费解。

四、《甲乙经·卷二·经脉根结第五》：“阳气少而阴气多，阴气盛，阳气衰，故茎叶枯槁，湿雨下归，阴阳相离，何补何泻?”

《灵枢·根结》：“阳气少，阴气多，阴气盛而阳气衰，故茎叶枯槁，湿雨下归，阴阳相移，何泻何补?”

《甲乙经》之“阴阳相离”，《灵枢》音误成了“阴阳相移”。“阴阳相离”，是一种病理状态，符合前文“阳气少而阴气多，阴气盛，阳气衰”等阴阳失调的论述。而“阴阳相移”有时为一种生理状态或自然界的正常变化状态。如人体春夏秋冬阴阳之气多少的变化，四时寒暖之交替依序变化等。总之，《灵枢》之“移”，不如《甲乙经》原本之“离”义切为妥。

五、《甲乙经·卷一·第九》：“周天二十八宿。”

《灵枢·卫气行》：“天周二十八宿。”

“周天”，较“天周”义妥。这是《灵枢》抄袭时随笔之误。

《甲乙经·卷一·第九》：“天一面七星，周天四七二十八宿。”

《灵枢·卫气行》：“而一面七星，四七二十八星。”

《灵枢》将“天”误作“而”。义难通。

《甲乙经·卷一·第九》：“卫气之在身也，上下往来无已。”

《灵枢·卫气行》：“卫气之在于身也，上下往来不以期。”

此《灵枢》明显抄袭致错。或为误解文义，或为抄袭所据《甲乙经》之本有文字残脱。不管怎么说，“往来不以期”是说不通的。卫气循行周身，上下往来不止。所以《甲乙经》说“上下往来无已”，其义例均合。至《灵枢》，则说卫气“不以期”，明显错误。生理之卫气，按其生理路线及昼夜规律有序地循行不止，怎么会“不以期”呢?

六、《甲乙经·卷一·阴阳清浊精气津液血脉第十二》："浊而清者上出于咽，清而浊者下行于胃。"

《灵枢·阴阳清浊》："浊而清者上出于咽，清而浊者则下行。"

《甲乙经》"上出于咽"、"下行于胃"，文例对举，义相连贯。《灵枢》脱"于胃"二字，则义例均失。此抄袭之脱文之例。

《甲乙经》同篇"浊者下流于胃"，《灵枢·阴阳清浊》："浊者下走于胃"。"走"为"流"之义同相易之词。因其义同，抄袭时随意变字。

《甲乙经》同篇："浊中有清，清中有浊"，《灵枢》同篇作"浊者有清，清者有浊"。将"中"音转为"者"，义不如《甲乙经》为准确。

七、《甲乙经·卷一·五藏大小六府应候》："五藏皆偏倾者，邪心善盗，不可为人，卒反复言语也。"

《灵枢·本藏》："五藏皆偏倾者，邪心而善盗，不可以为人，平反复言语也。"

"卒"，在此为"多"义。"卒反复言语"，即"多反复无常"、"多失信用"之义。《庄子·秋水》陆德明释文："卒，众也"。《吕氏春秋·先已》高诱注："众，多也"。是"卒"有"多"义。《灵枢》将"卒"形误为"平"，则义难解。

八、《甲乙经·卷一·第十二》："液脱者，骨痹，屈伸不利。"

《灵枢·决气》："液脱者，骨属屈伸不利。"

《灵枢》将《甲乙经》之"痹"，误为"属"，义难通。"痹"为风寒湿邪所致之疼痛之证，"骨痹"为骨骼疼痛之证。若作"属"，则既不是病证之名，又不是生理之名。当从《甲乙经》之原始义。

九、《甲乙经·卷一·津液五别第十三》："天寒则腠理闭，气涩不行，水下流于膀胱，则为溺与气。"

《灵枢·五癃津液别》："天寒则腠理闭，气湿不行，水下留于膀胱，则为溺与气。"

《灵枢》这里出现了两个通假字，一个是"湿"，为《甲乙经》"涩"字之音转。一个是"留"，是在《甲乙经》"流"字的基础上音转而来。所以说其在《甲乙经》之后，抄袭《甲乙经》而来。《甲乙经》之"气涩不行"，本指人体气机涩滞不畅。若作"湿"解，则义不妥。"水下流于膀胱"，才能尿出，与下文"则为溺"义贯。若"水下留于膀胱"，则成水液积留不出之证，怎么还能"为溺"呢？

《甲乙经·卷一·津液五别第十三》："夫心系急，肺不能常举，乍上乍下，故咳而涎出矣。"

《灵枢·五癃津液别》："夫心系与肺，不能常举，乍上乍下，故咳而泣出矣。"

《甲乙经》之"心系急，肺不能常举"，因果明显，文义联贯。而《灵枢》将"急"字误成"与"，成了"心系与肺，不能常举"了。《素问·举痛论》："悲则心系急，肺布叶举，而上焦不通"，并未言"心举"。此《灵枢》抄袭《甲乙经》致误。

十、《甲乙经·卷一·阴阳二十五人形性血气不同第十六》："气不足于上者，推而往之。"

《灵枢·阴阳二十五人》："气不足于上者，推而休之。"

"往"为"至"义。气不足，经"推"法治疗后气至于上，所以说"往"。而《灵枢》误作"休"，则义难解。

《甲乙经·卷一·阴阳二十五人形性血气不同第十六》："其宛陈血不结者，即而取之。"

《灵枢·阴阳二十五人》："其宛陈血不结者，则而予之。"

"不"为"之"之音转。"血不结"，即"血之结"，指瘀血之证。《甲乙经》治疗此瘀血证“即而取之”，是攻逐瘀血之法。《灵枢》则将“取”误作“予”字，“予”为补法。瘀血反用补法，则犯“实实”之忌，为错误之治法，是《甲乙经》义正不误，《灵枢》在后袭中致误。

十一、《甲乙经·卷二·十二经脉络脉支别第一上》：“大肠手阳明之脉……是动则病齿痛颊肿。”

《灵枢·经脉》“齿痛颊肿”作“齿痛颈肿”。

“颊”离“齿”近，牙痛红肿，热必先涉及颊，所以当以《甲乙经》之“颊”字为妥。《灵枢》之“颈”，当是“颊”之声转。

《甲乙经·卷二·十二经脉络脉支别上》：“胃足阳明之脉……口㖞唇紧。”

“口㖞唇紧”，《灵枢·经脉》作“口㖞唇胗”。“口㖞”与“唇紧”，正对举成文。若变成“唇胗”，则义例均失。此“胗”为“紧”之音转，由此可佐证《灵枢》在《甲乙经》之后。

《甲乙经·卷二·十二经脉络脉支别上》“胃足阳明之脉”条又云“黄疸不能食”。《灵枢·经脉》作“黄疸不能卧”，义失。黄疸本是消化系统疾病，古人认为与脾胃及肝胆有关。所以《甲乙经》之“不能食”，与病相合。《灵枢》误作“不能卧”，令人费解。

十二、《甲乙经·卷二·十二经脉络脉支别下》：“气之过于寸口也，上出焉息？下出焉状？”

《灵枢·动输》：“气之过于寸口也，上十焉息？下八焉伏？”

《甲乙经》之“上出”，指脉气跳动搏起；“下出”，指脉搏之下落。至《灵枢》，则将“出”分别误作“十”与“八”，致义不可解。脉搏怎么会搏起为十，下落为八呢？此明为《灵枢》袭《甲乙经》致误而非《甲乙经》袭《灵枢》，如为《甲乙经》袭《灵枢》，怎么会将两个不同的字（十、八）误作一个字

（出）呢？

十三、《甲乙经·卷二·十二经脉络脉支别下》：“此粗之所过，上之所悉也”。

《灵枢·经别》：“此粗之所过，上之所息也。”

“粗”指“粗工”，即劣医；“上”指“上工”，即良医。“悉”，明知之义。《灵枢》将“悉”音转成“息”，致义不可解。

十四、《甲乙经·卷二·十二经标本第四》：“五藏者，所以藏精神魂魄也；六府者也，所以受水谷而化物者也。其气内循于五藏而外络支节。”

“其气内循于五藏”，《灵枢·卫气》作“其气内干五藏”。《甲乙经》之“循”，为“行”义。《灵枢》误作“干”，义难解。

《甲乙经·卷二·十二经标本第四》：“取此者，用毫针，必先按而久存之，应于手，乃刺而予之。”

《灵枢·卫气》：“取此者，用毫针，必先按而在久，应于手，乃刺而予之。”

“存”，“察”义。“在”，亦“察”义。《尔雅·释诂》：“存，察也”。《礼记·文王世子》郑玄注：“在，察也”。《灵枢》取义近之词易换“存”而为“在”。但《灵枢》“在久”，不如《甲乙经》“久存之”文义连贯，有以臆引录《甲乙经》原文之嫌。

十五、《甲乙经·卷二·经脉根结第五》：“故开折则肉节溃缓而暴病起矣。”

《灵枢·根结》：“故开折则肉节渎而暴疠起矣。”

“溃”为“坏”、“烂”义。《战国策·赵策》吴师道注：“溃，坏也。”《慧淋音义·卷七十六》注：“溃，烂也。”

“渎”，《说文·水部》：“渎，沟也”，《史记·屈原贾生列传》司马贞索隐：“渎，小渠也”。是“渎”与“溃”义本不同。“缓”有“断”义。《释名·释言语》：“缓，浣也，断也。”

《甲乙经》之“肉节溃缓”，指肌肉关节溃烂。《灵枢》将“溃”误作“渎”（形近而抄袭致误），则成“肉节渎”而义不可解。

十六、《甲乙经·卷四·经脉第一上》：“外揣言浑束为一，未知其所谓，敢问约之奈何?”

《灵枢·禁服》：“敢问约之奈何……夫约方者，犹约囊也，囊满而弗约，则输泄。方盛弗约，则神与弗俱。雷公曰：愿为下材者，勿满而约之。黄帝曰：未满而知约之以为工，不可以为天下师。”

《甲乙经》之“约”，本“要”之借字。“敢问约之奈何”，即“敢问要之奈何”。是问其要领之义。《释名·释形体》王先谦疏：“‘要’，‘约’一声之转，古亦通用。”《说文通训定声》：“要，借为‘约’”。是“要”、“约”古通之证。

《灵枢》不解其义，竟在文中将“约”解为“约束”之义。如“约囊”、“弗约”、“约之”等。是其误解《甲乙经》之本义，而望文臆解之例。

十七、《甲乙经·卷九·大寒内薄骨髓阳逆发头痛第一》：“厥头痛，员员而痛。”

《灵枢·厥病》：“厥头痛，贞贞头重而痛。”

“员员”，《甲乙经》本喻头晕旋转之状，至《灵枢》将“员员”形误成“贞贞”，则义不可解。

《群经平议·毛诗》俞樾按：“员者，施也”，《素问·刺热篇》：“其逆则头痛员员”，张志聪注：“员员，周旋也。”

《说文·卜部》：“贞，卜问也”，《国语·晋语》韦昭注：“贞，正也。”

是“贞贞”之义不可喻头晕头旋之状，此《灵枢》抄袭《甲乙经》致误。

十八、《甲乙经·卷八·第二》：“两实相逢，中人肉间。”

《灵枢·百病始生》："两实相逢，众人肉坚。"

《甲乙经》之"间"为"中"义。"中"为"伤"义。"中人肉间"，即"伤人肉中"之义。《灵枢》将"中"音转为"众"，将"间"音转为"坚"，"众人肉坚"成了"大家肌肉坚固"之义了，与前文之致病因素"两实相逢"，义不能合拍。此《灵枢》之误。

十九、《甲乙经·卷八·水肤胀鼓胀肠覃石瘕第四》："先刺其腹之血络。"

《灵枢·水胀》："先刺其胀之血络。"

《甲乙经》义为先刺腹部水肿显现在腹部之络脉，而《灵枢》将"腹"误作"胀"，则义不确切了。究竟是何处之水肿之胀，而不可知了。

二十、《甲乙经·卷四·经脉第一下》："血衃不止。"

《灵枢·玉版》："衃而不止。"

《灵枢》之"而"字，正为《甲乙经》"血"字之形误。《甲乙经》之"血衃"，《灵枢》作"衃而（血）"，均系抄袭时之笔误所致。

二十一、《甲乙经·卷四·病形脉诊第二上》："黄帝问曰：邪气之中人奈何？高下有度乎？岐伯对曰：身半以上者，邪中之；身半以下者，湿中之。"

《灵枢·邪气藏府病形》："黄帝问于岐伯曰：邪气之中人也奈何？岐伯答曰：邪气之中人高也。黄帝曰：高下有度乎？岐伯曰：身半以上者，邪中之也；身半以下者，湿中之也。"

观《甲乙经》此段文字，义例合拍，词序连贯，文义畅通。再看《灵枢》此段文字，赘出"岐伯答曰：邪气之中人高也"，词义不类，文义难通。显系误赘。

《甲乙经》之"邪"，当为"风"之误。风为阳邪，所以犯人上部。与后文之湿邪侵犯下部正对举成文。《素问·太阴阳明论》："故伤于风者，上先受之；伤于湿者，下先受之。"可证《甲乙经》此"邪"为"风"之误。

《灵枢》系抄袭《甲乙经》，未加辨识，照样抄作"邪"字。正所谓以讹传讹。此点又可佐证《灵枢》此文系抄袭《甲乙经》而来。

《甲乙经·卷四·病形脉诊第二上》："其气之津液皆上熏于面，而皮又厚，其肉坚，故大热，甚寒不能胜之也。"

《灵枢·邪气藏府病形》："其气之津液皆上熏于面，而皮又厚，其肉坚，故天气甚寒，不能胜之也。"

《甲乙经》之"故大热，甚寒不能胜之也"有因有果，文义正合。而《灵枢》脱"大热"，反增"天气"二字，成无因有果之句。因为有大热，所以才出现后文"甚寒不能胜"之句。《灵枢》脱"大热"，则义难贯通了。

《甲乙经·卷四·病形脉诊第二上》："夫色脉与尺之皮肤相应，如桴鼓影响之相应。"

《灵枢·邪气藏府病形》："夫色脉与尺之相应也，如桴鼓影响之相应也。"

《灵枢》脱"皮肤"二字，文义显不如《甲乙经》之初文明朗清晰。

《甲乙经·病形脉诊第二下》："五藏六府之气，荥俞所入为合，令何道从入？入安从道？"

《灵枢·邪气藏府病形》："五藏六府之气，荥输所入为合，令何道从入？入安连过？"

《甲乙经》"入安从道"，义为"进入后居处什么地方"。《灵枢》将"从道"误作"连过"，致义不可解。

二十二、《甲乙经·卷五·九针九变十二节五刺五邪第二》："针其邪，于肌肉视之无有，乃自直道，刺诸阳分肉之间。"

《灵枢·现节真邪》："针其邪，肌肉亲，视之毋有，反其真，刺诸阳分肉间。”

《甲乙经》之义，针刺病邪，肌肉病变不明显者，就直接从直路刺外侧之肌肉之间。

至《灵枢》，赘一“亲”字。“肌肉亲”则义不可解。疑“親”为“视”之误。本为一个“视”字，《灵枢》误成“親”后又赘一“视”字。

《甲乙经》“乃自直道”，《灵枢》误成“反其真”，义亦不可解。“反”为“乃”之形误；“其”为“直”之形误；“真”为“道”之误。漏脱“自”字。

二十三、《甲乙经·卷五·针道第四》：“粗守关，上守机。机之不动，不离其空。空中之机，清静以微，其来不可逢，其往不可追。”

《灵枢·九针十二原》：“粗守关，上守机。机之动，不离其空，空中之机，清静而微，其来不可逢，其往不可追。”

二者相较，仅一字之差，义却悬殊。《灵枢》抄袭《甲乙经》时，因不明“机”之含义，或是一时疏忽，“机之”后脱一“不”字。

此处“机”为“气”之音转，指针刺时之得气感或人体经脉之气。“空”为“孔”之音转。此处“关”，喻人体俞穴，如人体体表之要道关口。“粗守关，上守机”，即“劣医只知道依凭俞穴部位而刺，而良医却依据针刺之得气感进行调治”之义。“机之不动，不离其空”，即：气之未来（即不见得气感时），针不离开俞穴之孔（部位）之义。因此“机之不动”之“不”字，还是一个关键词，若脱之，则含义相反。

《甲乙经·卷五·针道第四》：“取血脉者，在俞横居，视之独满，切之独坚。”

《灵枢·九针十二原》：“血脉者，在腧横居，视之独澄，切之独坚。”

《甲乙经》之“满”与“坚”相辅成义，指浅表络脉之充盈坚硬者，故前文云“取血脉”（刺血脉之义）。至《灵枢》，则将“满”误为“澄”，与后文之“坚”不类，义不成解。“血脉”前又脱一“取”字，文义明显失之于《甲乙经》之原本初文。

《甲乙经·卷五·针道第四》：“故曰皮肉筋脉各有所处，病各有所舍。”

《灵枢·九针十二原》：“故曰皮肉筋脉各有所处，病各有所宜。”

“舍”与“处”，互文同义。《玉篇》：“舍，处也”，《晏子春秋》孙星衍笺：“舍，犹处也”。《甲乙经》之义，是说人体皮肉筋脉等生理组织结构，都有正常的位处，而疾病也同样有其相应的部位。至《灵枢》将“舍”误成“宜”，则含义变化，义例不合了。是《甲乙经》之本文为宜。

二十四、《甲乙经·卷五·针道终始第五》：“六经之脉不结动也，本末相遇，寒温相守。司形肉血气必相称也，是谓平人”。

《灵枢·终始》：“六经之脉不结动也，本末之寒温之相守司也，形肉血气必相称也，是谓平人。”

《甲乙经》之“本末相遇，寒温相守”，本指人体之内外上下相和，阴阳寒温平衡相宜。“遇”与“守”，互文同义，均有“合”义。“相遇”、“相守”，均为“相合”之义。“本末相遇”，即“内外相合”之义；“寒温相守”，即“寒温相合”之义。

《庄子·养生主》成玄英疏：“遇，合也。”《周礼·秋官》郑玄注：“守，不失相伍。”《墨子·号令》孙诒让注：“五人为伍，二伍为部”，《文选·吴都赋》李周翰注：“部，伍也”。是“遇”、“守”均有“合”义之证。

《灵枢》抄袭《甲乙经》时不明其义及其文例对举之例，将“相遇”误成“之”，将“相守”与“司”连文。致使文义不通。

"司"为"察"义。《甲乙经》之"司形肉血气"，即"察其形肉血气"之义。《灵枢》不明，竟将"司"与前文"相守"连读，致义难通。

《甲乙经·卷五·针道终始第五》："补阴写阳，音声益彰，耳目聪明。"

《灵枢·终始》："补阴写阳，音气益彰，耳目聪明。"

《甲乙经》"音声"与后文"耳目"，互举成文。《灵枢》将"声"误作"气"，则文义不类。

二十五、《甲乙经·卷五·针道自然逆顺第六》："食血者，身体空虚，肌肉耎弱，血气慓悍滑利，刺之岂可同乎？"

《灵枢·根结》："血食之君，身体柔脆，肌肉软弱，血气慓悍滑利，其刺之徐疾浅深多少，可得同之乎？"

《甲乙经》之"食血者"，《灵枢》意变为"血食之君"；《甲乙经》之问语"岂可同乎？"，《灵枢》变为"可得同之乎？"《甲乙经》"刺之"后，《灵枢》增"徐疾浅深多少"六字以作补充。是《灵枢》在《甲乙经》的基础上有增补及变易。

《甲乙经·卷五·针道自然逆顺第六》："实而补之，则阴阳血气皆溢。"

《灵枢·根结》："满而补之，则阴阳四溢。"

《灵枢》将《甲乙经》之"实"易为"满"字，不若"实"字例合。前文有"调其虚实"。此易为"满"字，不妥。

《甲乙经》之"阴阳血气皆溢"，较为具体。而《灵枢》成"阴阳四溢"，则为概指之义了。

《甲乙经·卷五·针道自然逆顺第六》："调阴与阳，精气乃充。"

《灵枢·根结》："调阴与阳，精气乃光。"

《灵枢》之"光"，义不确。此明为《甲乙经》"充"字之形误。阴阳协调，精气充旺，义例正合。作"光"，则义难通。

二十六、《甲乙经·卷五·针道外揣纵舍第七》："夫九针，少则无内，大则无外。恍惚无穷，流溢无极。余知其合于天道人事四时之变也。余愿浑求为一可乎？"

《灵枢·外揣》："夫九针者，小之则无内，大之则无外，深不可为下，高不可为盖，恍惚无穷，流溢无极。余知其合于天道人事四时之变也。然余愿杂之毫毛，浑束为一，可乎？"

《甲乙经》"浑求为一"为"概究其基本规律"之义。《灵枢》增文成"杂之毫毛，浑束为一"，义成了"把各种杂说综合在一起"之义。"求"、"束"，形近致误。一字之误，其义不同。

"恍惚"前，《灵枢》又增益了"深不可为下，高不可为盖"八字，对《甲乙经》原文进修增补、修饰。

二十七、《甲乙经·卷六·八正八虚八风大论第一》："大寒疾风，民多病。"

《灵枢·岁露》："天寒而风，籴贵，民多病。"

《甲乙经》之"大寒疾风"为气候之反常，所以成为致病因素。而《灵枢》之"天寒而风"为冬季之正常气候，未必是致病之因。四时之气，有常有变。变才成为致病因素。

《灵枢》之"天"，为"大"之赘误。"而"为"疾"之误。又赘"籴贵"二字，与医学并不相涉。

《甲乙经·卷六·八正八虚八风大论第一》："贼风邪气之中人也，不得以时，然必因其开也，其入深，其内亟也疾。"

《灵枢·岁露》："贼风邪气之中人也，不得以时，然必因其开也，其入深，其内极病"。

"亟"为"急"义。《左传·隐公十一年》陆德明释文："亟，急也。""亟"与"疾"，互文同义。《甲乙经》之"亟也疾"，为"急而速"之义。《灵枢》不解，抄袭时竟将"亟"音转为"极"，将"疾"（"速"义）意变为"病"，成了"其内极病"。于义难通，且又与下文"其病人也"义重。

二十八、《甲乙经·卷七·六经受病发伤寒热病第一·中》：“未汗勿庸刺。”

《灵枢·热病》：“未曾汗者，勿腠刺之。”

《甲乙经》“未汗勿庸制”，义为“没有发汗的不需要针刺”。而《灵枢》将“庸”误为“腠”，义成了“没有发汗的，不要刺肤腠。”

二十九、《甲乙经·卷七·阴衰发热厥阳衰发寒厥第三》：“热则……人气在外，皮肤缓，腠理开，血气盛，汗大泄。”

《灵枢·刺节真邪》：“热则……人气在外，皮肤缓，腠理开，血气减，汗大泄。”

《甲乙经》之“血气盛”，《灵枢》误作“血气减”。天热经血畅流，气机旺盛，当为“血气盛”。《素问·离合真邪论》：“天暑地热，则经水沸溢”、“暑则气淖泽”等，可佐证。

《甲乙经·卷七·阴衰发热厥阳衰发寒厥第三》：“治厥者，必先熨火以调和其经，掌与腋，肘与脚，项与脊，以调其气，大道以通，血脉乃行。”

《灵枢·刺节真邪》：“治厥者，必先熨调和其经，掌与腋，肘与脚，项与脊以调之，火气已通，血脉乃行。”

《甲乙经》之“大道”，指大经脉。至《灵枢》误作“火气”，则义不通。

第二节 《九卷》在《素问》之后《太素》之前

《九卷》也是《甲乙经》的一个变异本，与《灵枢》相比，《九卷》是一个早期的《甲乙经》变异本，《灵枢》则是一个较晚的《甲乙经》变异本。因此，《九卷》的内容，多依据《甲乙经》而来。

杨上善在《太素》中，每引《九卷》之说。所以我们说《九卷》产生于《太素》之前。《九卷》之所据，为《甲乙经》，所以它不可能早于《甲乙经》。而《甲乙经》问世后，需要有一段时间的传播，才会产生别本或变异本。而《甲乙经》中被后添入的《素问》《九卷》之文，又常常并列、同时引录。所以我们说《九卷》产生于《素问》之后。

如《甲乙经·卷一·精神五藏论第一》："《九卷》及《素问》又曰：精气并于肝则忧"、"《九卷》及《素问》又曰：精气并于心则喜"、"《九卷》及《素问》又曰：精气并于脾则饥"、"《九卷》及《素问》又曰：精气并于肺则悲"、"《九卷》及《素问》又曰：精气并于肾则恐"。

《甲乙经·卷一·五藏六府官第四》："《素问》曰：诸脉者皆属于目。又《九卷》曰：心藏脉，脉舍神。"

《甲乙经·卷五·针灸禁忌第一·上》："《素问》曰：春刺散俞，及与分理，血出而止。又曰：春者木始治，肝气始生。肝气急，其风疾，经脉常深，其气少，不能深入，故取络脉分肉之间。《九卷》云："春刺荥者"、"《素问》曰：秋刺皮肤循理，上下同法……《九卷》又曰：秋取气口，治筋脉。"

此《甲乙经》之中，《素问》《九卷》并举之例。

《太素·卷二·调食》："五走：酸走筋，辛走气，苦走血，咸走骨，甘走肉，是谓五走。"杨上善注："《九卷》此文及《素问》皆苦走骨，咸走血。此文言苦走血，咸走骨，皆左右异，具释于前也。"

《甲乙经·卷六·五味所宜五藏生病大论第九》："酸先走肝"、"苦先走心"、"甘先走脾"、"辛先走肺"、"咸先走肾"。该篇引《九卷》说："酸入胃，其气濇，不能出入，不出则留于胃中，胃中和温，则下注于膀胱之胞。膀胱之胞薄以耎，得酸则缩绻，约而不通，水道不行，故癃。阴者，积筋之所终聚也。故酸入胃而走于筋”、“苦入胃，五谷之气皆不能胜苦，苦入下脘，下脘者，三焦之路，皆闭而不通，故气变呕也。齿者骨之所络也。故苦入胃而走骨”、“咸入骨，其气上走中焦，注于诸脉。脉者血之所走也。血与咸相得，则血濇，血濇则胃中竭，竭则咽路焦，故舌干而善渴。血脉者，中焦之道，故咸入而走血矣。”

《灵枢·五·味论》篇，与《九卷》之说，文字大致相同。又均与杨上善注之说相合。由此可知，《九卷》是在《甲乙经》基础上的解释、发挥、变异。

《太素·卷八·经脉之一》：“心手少阴之脉，起于心中，出属心系，下鬲络小肠”。杨上善注：“《九卷》心有二经：谓手少阴，心主。手少阴经不得有输。手少阴外经受病，亦有疗处，其内心藏不得受邪，受邪即死。又《九卷·本输》之中，手少阴经及输并皆不言。”

《九卷》心有二经之说，本于《甲乙经·卷二·十二经脉络脉支别第一·上》。该篇中有“心少阴之脉”及“心主手厥阴之脉”。手少阴经不得有输之说，亦本于《甲乙经》。《甲乙经·卷三第二十六》说：“手少阴之脉独无俞，何也？岐伯对曰：少阴者，心脉也。心者，五藏六府之大主也。为帝王。精神之舍也。其藏坚固，邪弗能容也。容之则心伤，心伤则神去，神去则死矣。故诸邪之在于心者，皆在心之包络。包络者，心之脉也。故独无俞焉。”

《太素·经脉之三·阴阳乔脉》：“乔脉者，少阴之别，起于然骨之后，上内踝之上。”杨上善注：“《九卷经》云：乔脉从足至目。”

《甲乙经·卷二·奇经八脉第二》：“跻脉者，少阴之别。起于然骨之后，上内踝之上，直上循阴股，入阴，上循胸里，入缺盆，上循人迎之前，上入鼽，属目内眥，合于太阳。阳跻而上行，气相并还则为濡目，气不营则目不合也。”

是《九卷》之说，仍本《甲乙经》。

《太素·卷十·冲脉》杨上善注："《九卷经》又云：冲脉者，十二经之海也。与少阴之本络，起于肾下，出于气街，循阴股内廉，邪入腘中，循胫骨内廉，并少阴之经，下入内踝之后，入足下。"

《甲乙经·卷二·十二经脉络脉支别第一·下》："冲脉者，十二经脉之海也。与少阴之络，起于肾下，出于气街，循阴股内廉，斜入腘中，循胻骨内廉，并少阴之经，下入内踝之后足下。"

是《九卷》与《甲乙经》，几乎无异。

《太素·卷十四·人迎脉口诊》："寸口主中，人迎主外。"杨上善注："《九卷·终始》篇曰：平人者，不病也。不病者，脉口人迎应四时也。应四时者，上下相应，俱往俱来也。"

《甲乙经·卷五·针道终始第五》："所谓平人者，不病也。不病者，脉口人迎应四时也。上下相应而俱往来也。"

《灵枢·终始》与《九卷》略异，而与《甲乙经》相同。是《九卷》《灵枢》并本于《甲乙经》。

杨上善注："《九卷·终始》篇云：人迎与太阴脉口俱盛四倍以上，命曰关格。"《甲乙经·卷五·针道终始第五》及《灵枢·终始》均同。是《九卷》此语，亦出自《甲乙经》。

《太素·卷二十五·五藏热病》："三椎下间主胸中热。"杨上善注："《九卷》背五藏输，并以第三椎为肺输，第五椎为心输，第七椎为膈输，第九椎为肝输，第十一椎为脾输，第十四椎为肾输。"

《灵枢·背腧》："愿闻五甚之腧，出于背者。岐伯曰：胸中大腧在杼骨之端，肺腧在三焦之间，心腧在五焦之间，膈腧在七焦之间，肝俞在九焦之间，脾腧在十一焦之间，肾腧在十四焦之间。皆挟背相去三寸所，则欲得而验之，按其处，应在中而痛解，乃其腧也。”

《素问·血气形志篇》：“欲知背俞，先度其两乳间，中折之。更以他草度去半已，即以两隅相拄也。乃举以度其背。令其一隅居上，齐脊大椎，两隅在下，为其下隅者，肺之俞也；复下一度，心之俞也；复下一度，左角肝之俞也，右角脾之俞也；复下一度，肾之俞也。是谓五藏之俞。”

《灵枢》之说，与《九卷》同。《素问》之说，与《九卷》有异。

《甲乙经·卷三·第八》：“凡五藏心腧，出于背者，按其处，应在中而痛解，乃其腧也……肺俞在第三椎下两傍各一寸五分”、“心俞在第五椎下两傍各一寸五分”、“膈俞在第七椎下两傍各一寸五分”、“肝俞在第九椎下两傍各一寸五分”、“脾俞在第十一椎下两傍各一寸五分”、“肾俞在第十四椎下两傍各一寸五分”。

是《九卷》《灵枢》《甲乙经》之说相同。

由上述《太素》所引《九卷》之语与《甲乙经》比较后得知，《九卷》多源自《甲乙经》之说。

杨上善撰《太素》之时为668年，其时已多次在书中引用《九卷》之说，是此前《九卷》已问世。《素问》成书于490年左右。而《九卷》的产生年代，当在490~668年之间。

关于《九卷》书名的含义，我们认为并不是因为其有九卷之篇而叫做“九卷”的。“九”为“灸”之音转。“《九卷》”，即“《灸卷》”。《九卷》（《灸卷》）所本，为《甲乙经》，而《甲乙经》又有《针灸甲乙经》《针经》《针灸经》等多种名称。此“九”，正是本于《针灸甲乙经》之“灸”音而来。

《九卷》（《灸卷》）又名“《刺节》”。《甲乙·卷九·第三》：“《九卷》言振埃”，《灵枢·刺节真邪》：“《刺节》言振埃。”《甲乙经》叫“《九卷》”，《灵枢》叫“《刺节》”，是一书二名之证。

"《刺节》"之"节"，为"灸"之音转。"《刺节》"，即"《刺灸》"。义例亦仿《针灸甲乙经》之书名。

《素问·三部九候论》："留瘦不移，节而刺之。""瘦"为"痼"之误。"痼"为"病"义。"留痼"，即"久病"之义。此"节"，正为"灸"之音转。"节而刺之"，即"灸而刺之"。久病不愈，灸刺并用。所以说"留瘦（痼）不移，节（灸）而刺之。"

《吕氏春秋·大乐》高诱注："节，止也。"《管子·小问》尹知章："距，止也"，《说文通训定声》："距，叚借为岠"，《说文·夂部》段玉裁注："夂，本义训从后岠之"，《类篇·夂部》："夂，从后灸之。"《说文·火部》："灸，古文作夂。"是"节"通"灸"之证。

第三节 《针经》在《太素》之后王冰之前

被称作"《针经》"的书，有多种，在《甲乙经》前，如西晋张子存的《赤鸟神针经》。《甲乙经》450年问世后，其后也有人称它为《针经》的。我们这里说的《针经》，指《太素》后，王冰前出现的《针经》。

《针经》产生于《太素》之后。即668年以后。为什么？因为杨上善在《太素》中并未引录《针经》之名之文。是杨上善之时，尚无《针经》出现，所以其所引，多为当时已存在的《九卷》之书。

《九卷》是《甲乙经》的变异本，而《针经》可以说是《九卷》的别本。《针经》与今天的《灵枢》，文字内容已极为近似了，所以有人认为《针经》与《灵枢》为一书。王冰注《素问》时（762年），在注文中大量引用了《针经》之文。说明王冰之时见到的是完整的《针经》版本，也说明在王冰前，《针经》已经存在了。

《素问·调经论》："神有余，则泻其小络之血，出血勿之深斥，无中其大经，神气乃平。"王冰注："《针经》曰：经脉为里，支而横者为络，络之别者为孙络。平，谓平调也。"林亿等《新校正》："详此注引《针经》曰，与《三部九候论》注两引之，在彼云《灵枢》而此曰《针经》。则王氏之意，指《灵枢》为《针经》也。"

《新校正》之说未必妥当。《针经》与《灵枢》内容虽极为相似，但并不是一本书。其中内容，完全相同的也不在少例。如果是一本书，王冰也没有必要既说《灵枢》，又说《针经》了。况且王冰注中引《灵枢》《针经》之说均多处，是两本书一并参考，并不视其为一书的。

宋·王应麟《玉海》引《中兴馆阁书目》说："《针经》九卷，大氐同（《灵枢》），亦八十一篇。《针经》以《九针十二原》为首，《灵枢》以《精气》为首，又间有详略。"是《针经》与《灵枢》并非一书。

唐·孙思邈在《千金方·大医习业》中说："凡欲为大医，必须谙《素问》《甲乙经》《黄帝针经》。"《千金方》成书于650年。孙思邈说的《黄帝针经》是否就是王冰注《素问》所引录的《针经》。由于《千金方》中只有《素问》的引文，而无《针经》的引文，所以我们难以断定。杨上善之《太素》几与《千金方》同时，却又只字未提《针经》，更无引文，而只是说"《九卷》"。那么孙思邈所说的"《黄帝针经》"究竟是指《九卷》（或者《九卷》当时别名叫《黄帝针经》）呢？还是指王冰所采用的《针经》呢？尚难定论。因之我们仍然以《太素》之后，王冰之前，为《针经》的产生时间。

王冰注《素问》，引用《针经》23 次，涉及今本《灵枢》

10篇之内容，它们是：《灵枢·官针》《灵枢·经筋》《灵枢·海论》《灵枢·营气》《灵枢·玉版》《灵枢·决气》《灵枢·九针十二原》《灵枢·本神》《灵枢·脉度》《灵枢·杂病》。其中，《经筋》《海论》《营气》《九针十二原》《本神》《脉度》等6篇，又为王冰注引《灵枢》涉及之篇。

在王冰注引《针经》的23次中，有22次与今天的《灵枢》之文相同。它们是：

《素问·刺要论》“泝泝然寒栗”王冰注引《针经》；“肝动则春病热而筋弛”王冰注引《针经》；“体解㑊然不去矣”王冰注引《针经》。

《素问·针解篇》“为虚与实者，工勿失其法”王冰注引《针经》；“若得若失者，离其法也”，王冰注引《针经》；“补泻之时，与气开阖相合也”王冰注引《针经》；“手如握虎者，欲其壮也”王冰注引《针经》。

《素问·长刺节论》“伤筋骨，痈发若变”王冰注引《针经》。

《素问·皮部论》“肉烁䐃破，毛直而败”王冰注引《针经》。

《素问·气穴论》“大禁二十五，在天府下五寸”王冰注引《针经》。

《素问·骨空论》“侠脐上行，至胸中而散”王冰注引《针经》。

《素问·调经论》“有余有五，不足亦有五，何以生之乎？”五冰注引《针经》；“神有余则笑不休，神不足则悲”王冰注引《针经》；“无中其大经，神气乃平”王冰注引《针经》；“气有余则喘咳上气，不足则息利少气”，王冰注引《针经》；“血有余则怒，不足则恐”。王冰注引《针经》；“不足则四支不用”。王冰注引《针经》；“志有余则腹胀飧泄，不足则厥”。王冰注引《针经》；“远气乃来，是谓追之”。王冰注引《针经》。

《素问·缪刺论》“令人目痛从内眦始”。王冰注引《针经》；“足阳明中指爪甲上一痏，手大指次指爪甲上各有一痏，立已，左取右，右取左”。王冰注引《针经》。

《素问·离合真邪论》“静以久留，以气至为故”。王冰注引《针经》。

由上可知，《针经》与《灵枢》相同之文甚多。

《素问·离合真邪论》“其气已至，适而自护”，王冰注：“适，调适也；护，慎守也。言气已平调，则当慎守，勿令改变，使疾更生也。《针经》曰：‘经气已至，慎守勿失’，此其义也。所谓慎守，当如下说。”

《新校正》：“详王引《针经》之言，乃《素问·宝命全形论》文，兼见于《针解论》耳。”是王冰此处注引《针经》之说，不见于今之《灵枢》，反见于《素问·宝命全形论》及《素问·针解篇》。

《素问·宝命全形论》说：“刺虚者须其实，刺实者须其虚。经气已至，慎守勿失。”《素问·针解篇》：“经气已至，慎守勿失者，勿变更也。”

王冰既引《针经》此说，是其当时所见之《针经》有此句话，也是《针经》与《灵枢》有不同之处之佐证。

我们认为，《针经》与《灵枢》，均为《九卷》之别本。其文字内容多与《九卷》相同或近似。这从杨上善《太素》注中所引《九卷》之文就可以证明。而《九卷》又本于《甲乙经》。也就是说，一本《甲乙经》，衍生出《九卷》《针经》《灵枢》等多本书。

据宋·王应麟《玉海》引《中兴馆阁书目》之说，《针经》与《灵枢》在篇目编次上有先后次序之不同。《针经》以《九针十二原》为首篇，《灵枢》以《精气》为首篇。可是我们今天看到的《灵枢》，却是以《九针十二原》为篇首，而且没有“《精气》”一篇题目。可见后人又将《针经》与《灵枢》混淆了，而且也有改易。

第四节 《灵枢》的成书年代及其早期版本

杨上善《太素》（668 年）未引录及提及《灵枢》，至王冰注《素问》时（762 年），却有详细的引录。王冰在注《素问》时，共引录《灵枢》78 次，有的具体篇名也引录出来。是《灵枢》产生于668～762 年之间。

《灵枢》一名，隋、唐史书之《经籍志》《艺文志》等均不载。至《宋史·艺文志》始载："《黄帝灵枢经》，九卷。"这说明《灵枢》书名，产生较晚。

清《四库全书总目提要》按："李濂《医史》所载，元·吕复《群经古方论》曰：《内经灵枢》，汉、隋、唐志皆不载。隋有《针经》九卷，唐有《灵宝注黄帝九灵经》十二卷而已（《旧唐书·经籍志》载："《黄帝九灵经》，十二卷，灵宝注；《唐书·艺文志》载：灵宝注《黄帝九灵经》，十二卷）。或谓王冰以'九灵'更名'灵枢'"。又："王冰以《九灵》名《灵枢》，不知其何所本？"

王冰将《九灵》改名《灵枢》之说，并不确当。宋《通志·艺文略》既载《九灵经》，又载《灵枢经》，且卷数不同。《通志·艺文略》说："灵宝注《黄帝九灵经》，十二卷"，又说："《内经灵枢经》，九卷"。是《九灵》与《灵枢》本非一书。王冰所据《灵枢》而未提《九灵》，或是《九灵》版本脱残未能参用，而《灵枢》彼时版本详晰，所以王冰据以为注。也可能《九灵》为《九卷》之别名，亦未尝不可。况《灵枢》之后，也就是王冰之后，又产生了一个"《九墟》"。总之，《九卷》也好，《针经》也好，还是《九灵》《灵枢》也好，要之都是从《甲乙经》原本中衍生出来的多种版本，而名称却因之有异。它们的内容大都相似，只是版本有些区别罢了。也就是说，是一类内容极为近似的书，而不能视为同一本书。因为从篇序到内容之繁简及个别词句的差异等方面，毕竟有不同之处。再者说，王冰既能将《九灵》更名为《灵枢》，为什么不将《针经》也更名呢？而且《针经》与《灵枢》是内容几乎相同的两本书，为什么还要再分别引录其文而不只取其一而代之呢？这说明王冰引据书籍，态度还是严谨的。所以他不会随意更改古书之名称的。

王冰在注《素问》时，引用《灵枢》78次，其文字内容与今天通行本之《灵枢》，基本相同。王冰所据的《灵枢》本，基本上可以代表《灵枢》早期版本的面貌。

《素问·上古天真论》"度百岁乃去"。王冰注："《灵枢经》曰：人百岁，五藏皆虚，神气皆去，形骸独居而终矣。"今本《灵枢·天年》，除无"人"字外，其他与之相同。

《素问·上古天真论》："五七，阳明脉衰，面始焦，发始堕。"王冰注："《灵枢经》曰：'足阳明之脉，起于鼻，交頞中，下循鼻外，入上齿中，还出侠口环唇，下交承浆，却循颐后下廉，出大迎，循颊车，上耳前，过客主人，循发际，至额颅。手阳明之脉，上颈贯颊，入下齿缝中，还出侠口'。故面焦发堕也。"今《灵枢·经脉》"頞中"下，有"旁约太阳之脉"六字；"下齿"后，无"缝"字。是王冰时所据之《灵枢》本，与王冰后之《灵枢》本，又有所不同。

《素问·四气调神大论》："阳气者闭塞，地气者冒明。"王冰注："《灵枢经》曰：天有日月，人有眼目"。今本《灵枢·邪客》"眼目"作"两目"。

《素问·生气通天论》："大怒则形气绝，而血菀于上，使人薄厥。"王冰注："《灵枢经》曰：盛怒而不止则伤志。"今本《灵枢·本神》"盛"前有"肾"字。

《素问·生气通天论》："故阳气者，一日而主外。"王冰注："《灵枢经》曰：目开则气上行于头，卫气行于阳二十五度也。"今本《灵枢·卫气行》"开"作"张"。

《素问·金匮真言论》："非其人勿教，非其真勿授，是谓得道。"王冰注："《灵枢经》曰：明目者，可使视色；耳聪者，可使听音；捷疾辞语者，可使论语；徐而安静，手巧而心审谛者，可使行针艾，理血气而调诸逆顺，察阴阳而兼诸方论；缓节柔筋而心和调者，可使导引行气；痛毒言语轻人者，可使唾痈呪病；爪苦手毒，为事善伤者，可使按积抑痹。由是则各得其能，方乃可行，其名乃彰'。故曰非其人勿教，非其真勿授也。"

今本《灵枢·官能》"耳聪"作"聪耳"；"论语"，作"传论"；"徐"前有"语"字；"方"后无"论"字；"痛"作"疾"；无"由是则"三字。

《素问·阴阳应象大论》："年四十，而阴气自半也，起居衰矣。"王冰注："《灵枢经》曰：人年四十，腠理始踈，荣华稍落，发斑白。"今本《灵枢·天年》无"人年"二字；"十"后有"岁"字；"稍"作"颓"；"发"后有"颇"字。

《素问·阴阳应象大论》"肠胃为海"，王冰注："《灵枢经》曰：胃为水谷之海。"今本《灵枢·海论》作"胃者，水谷之海。"

《素问·阴阳离合论》："其冲在下，名曰太阴。"王冰注："《灵枢经》曰：冲脉者，与足少阴之络皆起于肾下，上行者过于胞中。"今本《灵枢·动输》"者"后，有"十二经之海也"六字；"络"前有"大"字；"起"前无"皆"字。

《素问·六节藏象论》"四盛已上为格阳"。王冰注："《灵枢经》曰：一盛而躁在手少阳；二盛而躁在手太阳；三盛而躁在手阳明"。今本《灵枢·终始》"在"前有"病"字。

《素问·五藏别论》："是以五藏六府之气味，皆出于胃，变见于气口"。王冰注："荣气之道，内谷为实"。《新校正》："详此注，出《灵枢》。”今本《灵枢·营气》作“营气之道，内谷为宝。”

《素问·脉要精微论》“此寒气之肿，八风之变也”，王冰注：“《灵枢》经曰：风从东方来，名曰婴儿风，其伤人也，外在筋纽；风从东南来，名曰弱风，其伤人也，外在于肌；风从西南来，名曰谋风，其伤人也，外在于肉；风从北方来，名曰大刚风，其伤人也，外在于骨。”

今本《灵枢·九宫八风》诸风之次序与之不同；“外有筋纽”前，有“内舍于肝”四字；“在”后有“于”字；“外在于肌”作“外在肌肉”，“外”前有“内舍于胃”四字；“外在于肉”之“肉”作“肌”，“外”前有“内舍于脾”四字；“外在于骨”作“外在于骨与肩背之膂筋”，“外”前，有“内舍于肾”四字。

《素问·平人气象论》“目黄者曰黄疸”。王冰注：“《灵枢经》曰：目黄者病在胸”。今本《灵枢·论疾诊尺》作“黄色不可名者，病在胸中。”

《素问·宣明五气篇》“膀胱不利为癃，不约为遗溺。”王冰注：“《灵枢经》曰：足三焦者，太阳之别也，并太阳之正，入络膀胱，约下焦，实则闭癃，虚则遗溺。”今本《灵枢·本输》无“足”字；“太阳之别也”前，有“足少阳太阳之所将”八字。

《素问·奇病论》：“人有尺脉数甚，筋急而见，此为何病”，王冰注：“《灵枢经》曰：热则筋缓，寒则筋急。”今本《灵枢·经筋》作“寒则筋急，热则筋弛。”

《素问·奇病论》：“甘者令人中满，故其气上溢，转为消渴。”王冰注：“《灵枢经》曰：甘多食之令人闷。”今本《灵枢·五味论》作“甘走肉，多食之，令人悦心。”

由上可知，王冰所据《灵枢》之本，与今之《灵枢》本，每有小异，且其能代表《灵枢》早期版本之貌，故对校正今本

《灵枢》之文，当有重要参考价值。

王冰注引《灵枢》之文，有的不见于今本《灵枢》。如《素问·四气调神大论》“去寒就温，无泄皮肤，使气亟夺”，王冰注：“《灵枢经》曰：冬日在骨，蛰虫周密，君子居室。”今本《灵枢》无此文。此文见《素问·脉要精微论》中。

《素问·生气通天论》“数犯此者，则邪气伤人，此寿命之本也。”王冰注：“《灵枢经》曰：血气者人之神，不可不谨养。”今本《灵枢》无此文，此文见于今《素问·八正神明论》中。

《素问·五运行大论》“酸伤筋”。王冰注：“《灵枢经》曰：酸走筋，筋病无多食酸”。《新校正》：“详注云《灵枢经》云，乃是《素问·宣明五气篇》文。”

《素问·三部九候论》“中部人，手少阴也”。王冰注：“《灵枢经·持针纵舍论》问曰：少阴无输，心不病乎？对曰：其外经病而藏不病，故独取其经于掌后锐骨之端。”今本《灵枢》无《持针纵舍论》之篇题，是王冰所据《灵枢》本之篇题，与今本《灵枢》不同。今本《灵枢·邪客》篇中有上述王冰所引之文。且有“余愿闻持针之数，内针之理，纵舍之意”之语，是《灵枢》初本，此篇题或如王冰所引，叫做“《持针纵舍论》”。

《素问·至真要大论》：“两阴交尽故曰幽，两阳合明故曰明，幽明之配，寒暑之异也。”王冰注：“《灵枢·系日月论》云：亥十月，左足之厥阴。戌九月，右足之厥阴。此两阴交尽，故曰厥阴。”今本《灵枢》此篇题为《阴阳系日月》。

王冰注《素问》所引《灵枢》之文，涉及今本《灵枢》27篇中之内容。可见王冰所据的《灵枢》本子，是一部较完善的本子。这27篇的篇名具体如下：

《灵枢·天年》

《灵枢·经脉》

《灵枢·邪客》
《灵枢·本藏》
《灵枢·本神》
《灵枢·卫气行》
《灵枢·顺气一日分为四时》
《灵枢·官能》
《灵枢·海论》
《灵枢·根结》
《灵枢·阴阳系日月》
《灵枢·动输》
《灵枢·本输》
《灵构·终始》
《灵枢·邪气藏府病形》
《灵枢·营气》
《灵枢·九宫八风》
《灵枢·九针十二原》
《灵枢·论疾诊尺》
《灵枢·脉度》
《灵构·营卫生会》
《灵枢·背腧》
《灵枢·逆顺肥瘦》
《灵枢·肠胃》
《灵枢·经筋》
《灵枢·五味论》
《灵枢·九针论》

上述篇目，加上王冰注引《针经》不与上述重复者四篇（《官针》《玉版》《决气》《杂病》），共涉及31篇今本《灵枢》之内容。

《宋史·艺文志》、宋《通志·艺文略》、宋《玉海》、宋《中兴馆阁书目辑考》、宋《郡斋读书志》、宋《文献通考》等，均载《灵枢经》为九卷，未言其篇数。

至明《天一阁书目》、明《兴善堂藏书目录》、明《医藏书目》、清《四库全书总目提要》、清《八千卷楼书目》、清《楝亭书目》、清《壬子文澜阁所存书目》、清《书目答问》、清《观古堂藏书目》、《经籍访古志》等，均谓《灵枢》为十二卷。较宋史之载增加了三卷。今本《灵枢》，即1151年史崧复出之《灵枢》本，为十二卷，八十一篇。

虽然不能断定是王冰当时未能全部篇章引录采用，还是当时所据之《灵枢》本篇目较少。但是根据《新校正》时，《灵枢》已残缺得不能用以校书的事实，以及明清所载之卷数明显比宋时所载增加了三卷一事，我们认为《灵枢》篇目较王冰之初本，有明显增加的迹象。

《素问·调经论》"神有余，则泻其小络之血，出血勿之深斥，无中其大经，神气乃平"句下《新校正》说："按今《素问》注文中引《针经》者，多《灵枢》之文。但以《灵枢》今不全，故未得尽知也。"是《灵枢》彼时已残缺不全。

尽管当时的《灵枢》已非全本，但《新校正》还是引录了数条。如《素问·刺热篇》"热病先身重骨痛，耳聋好瞑，刺足少阴。"《新校正》："按《灵枢经》云：热病而身重骨痛，耳聋而好瞑，取之骨，以第四针，索骨于肾，不得索之土。土，脾也。"

《新校正》所引，见于今《灵枢·热病》。"针"后，《灵枢·热病》有"五十九刺，骨病不食，啮齿耳青"十二字。是林校所据《灵枢》之本，与今本又不相同。

《素问·刺禁论》"无刺大惊人"，《新校正》："《灵枢经》云：新内无刺，已刺无内；大怒无刺，已刺无怒；大劳无刺，已刺无劳；大醉无刺，已刺无醉；大饱无刺，已刺无饱；大饥无刺，已刺无饥；大渴无刺，已刺无渴；大惊大恐，必定其气，乃刺之也。”今本《灵枢·终始》语序条文与其不同，另“已刺无内”作“新刺无内”；“大怒”作“新怒”；“大劳”作“新劳”；“大饱”作“已饱”；“大醉”作“已醉”；“大饥”作“已饥”；“大渴”作“已渴”。此又与林亿所据《灵枢》本不同。

《素问·标本病传论》“冬夜半，夏日中”，《新校正》：“按《灵枢经》：夫气入藏，病先发于心，一日而之肺，三日而之肝，五日而之脾。三日不已，死。冬夜半，夏日中”。“夫气入藏”，今本《灵枢·病传》作“大气入藏奈何？岐伯曰。”

《素问·五运行大论》“其志为忧”，《新校正》：“《灵枢经》曰：愁忧则闭塞而不行。又云：愁忧而不解则伤意。”今本《灵枢·本神》“则闭塞”作“者，气闭塞”；“愁忧而不解”前，有“脾”字。

上述《新校正》引录《灵枢》之文，《热病》及《病传》两篇，王冰注《素问》，未引录其文。这样，我们加上王冰注引《灵枢》涉及今本《灵枢》的篇目，共为33篇，仍不及今天《灵枢》81篇数目一半。

在王冰所据的《灵枢》本之后，又出现了一本叫做“《九墟》”的书。《九墟》可以看作是《灵枢》的别本。它产生于王冰之后，《新校正》之前。

《素问·阴阳离合论》：“是故三阳之离合也，太阳为开，阳明为阖，少阳为枢。”《新校正》：“按《九墟》，太阳为关，阳明为合，少阳为枢。”《太素·卷五·阴阳合》“太阳为开”肖延平按：“嘉祐本《素问》新校正云：《九墟》‘太阳为关’。”《灵枢·根结》作“太阳为开，阳明为阖，少阳为枢。”

此《新校正》未辨《九墟》之误。《九墟》晚《灵枢》而出，将“开”字，误作“关”字。

《素问·阴阳离合论》“是故三阴之离合也，太阴为开，厥阴为阖，少阴为枢。”《新校正》：“按《九墟》云：关折则仓廪无所输隔洞，隔洞者，取之太阴；合折则气弛而善悲，悲者取之厥阴；枢折则脉有所结而不通，不通者取之少阴。”

与《九墟》之文相较，今《灵枢·根结》“关”作“开”；“取之太阴”下有“视有余不足，故开折者，气不足而生病也”等16字；“气弛”作“气绝”；“取之厥阴”下有“视有余不足”5字。

此《九墟》“关”字又为“开”之误。观《九墟》此段，除“关”字错外，其文例合拍。而今本《灵枢》，拟在《九墟》之后又有增文。

《九墟》一书，明代仍存。

《灵枢·寿夭刚柔》：“无形而痛者，其阳完而阴伤之也。急治其阴，无攻其阳。有形而不痛者，其阴完而阳伤之也。急治其阳，无攻其阴。”

明·吴勉学校《甲乙经·卷六·第六》“其阳完而阴伤”时说：“《九墟》‘完’作‘缓’，下同”。又“急治其阳，无攻其阴”说：“《九墟》作‘急治其阴，无攻其阳’”，“急治其阴，无攻其阳”说：“《九墟》作‘急治其阳，无攻其阴’。”

《甲乙经·卷七·阴衰发热厥阳衰发寒厥第三》：“厥而腹膨膨，多寒气，腹中爨爨，便溲难，取足太阴”。“爨爨下，吴勉学校：“音‘最’，《九墟》作‘荥’。”

今本《灵枢·杂病》作“厥而腹响响然，多寒气，腹中榖榖，便溲难，取足太阴”。

《灵枢》的产生时间，与《针经》接近，它们都是在杨上善《太素》（668年）之后，王冰注《素问》（762年）之前这一段时间内产生的。王冰注《素问》时，同时采用了这两本书之说。

宋·王应麟《玉海》引《中兴馆阁书目》说：“《黄帝灵

枢》九卷，黄帝、岐伯、雷公、少俞、伯高问答之语，隋杨上善序，凡八十一篇。《针经》九卷，大氐同，亦八十一篇。《针经》以《九针十二原》为首，《灵枢》以《精气》为首，又间有详略。王冰以《针经》为《灵枢》，故席延赏云：‘《灵枢》之名，时出最后’。”

此说有几处错误。其一，杨上善作序之说不确。杨上善并未见到《灵枢》，其所著《太素》书中只字未提《灵枢》，是彼时杨上善只见《九卷》，未见《灵枢》。他怎么能去为《灵枢》作序呢？况且自王冰之后，《灵枢》之版本，未有提及杨上善作序者。

其二，凡八十一篇之说不妥。《灵枢》之初，并非八十一篇。这个问题我们前面已经作过讨论。只是王冰《素问》序中将《素问》《灵枢》并称为“内经”后，后人才仿《素问》之篇数，将《灵枢》也增益为八十一篇的。

其三，王冰将《针经》视为《灵枢》之说，也是错误的。《针经》与《灵枢》的内容极为近似，二书之内，文字内容完全相同者不在少例。不能说某些内容相同，既见于此，又见于彼，或者说先云此书说过某句话，同样的话又出自彼书，就将二书混为一书。王冰注中并没有只字说《针经》即《灵枢》。相反，他引用二书，泾渭分明，并不混淆。

席延赏所说，《灵枢》晚于《针经》，这一点我们是认同的。王冰注《素问》时，引用《灵枢》78 次，引用《针经》24 次。引用《灵枢》次数是《针经》次数的 3 倍。我们说过，《灵枢》与《针经》，是内容极为近似的书，为什么王冰引用时会此多彼少呢？其原因之一可能是彼时《灵枢》本较为完整完善，而《针经》本已不完整，所以相对就引用的少了些。从这一点看，也可佐证《灵枢》较《针经》稍晚。

综上所述，如果从内容的关联性和时间的先后来看，我们可以将下列书次序地排列起来：

《甲乙经》——《九卷》——《针经》——《灵枢》——《九墟》

第五节 《灵枢》的名义

关于《灵枢》的书名含义，明代马莳（《黄帝内经灵枢注证发微》）说："然谓之曰'《灵枢》'者，正以枢为门户，合辟所系，而灵及至神至元之称，此书之功，何以异是。"

马莳之意，"灵"作"神"、"元"解。《国语·晋语》韦昭注："灵，神也。"《左传·宣公十二年》杜预注："元，大也"，《诸子平议·淮南内篇·二》俞樾按："元者，本也。"《春秋繁露·重政》："元，犹厚也。"是"灵"有"神"义，又有"本"义。

马莳将"枢"解作"要"义，所以他说"正以枢为门户，合辟所系"。门枢为开合之关键，所以引为"要"义。《文选·劾曹子建乐府白马篇》李善注："枢，要也。"

马莳是为《灵枢》作注的第一家，他毕生研究《内经》，对于《内经》的注释，颇有独到之处。但马莳解此《灵枢》名义，为两种含义，而并非一种。若按"灵"为"神"义，"枢"为"要"义，则"《灵枢》"义为"神验重要"的意思。若按"灵"为"本"义，"枢"为"要"义，则"灵"、"枢"互文同义，均为"根本"、"重要"的意思。《淮南子·原道》高诱注："枢，本也"。是"灵"、"枢"均有"本"义之证。《灵枢》所论，人体经脉血气俞穴之道，为人身生理之所系，病理由生之根本，所以马莳说其"乃至神至元之称。"

明·张景岳（《类经》）说："神灵之枢要，是谓灵枢"。义与马莳相近。

清代张志聪（《灵枢经集注》）说："《灵枢》，为世人病所由治也。病既生而弗治之，则无以通其源。故本经所论，荣卫血气之道路，经脉藏府之贯通，天地四时之所由法，音律风野之所由分，靡非藉其针而开导之，以明理之本始，而惠世之泽长矣。”

张志聪之意，亦以“源”、“本”来解《灵枢》含义。他认为《灵枢》论荣卫血气，经脉藏府，为人身之本源，同时又为疾病产生的基础，针刺治病之本始，所以他说：“读《灵枢》而识病之所以瘳，则藏府可以贯通，经脉可以出入，三才可以合道，九针可以同法。”

清·黄元御（《灵枢悬解》）说：“凡刺法、腧穴、经络、藏象，皆自《灵枢》发之……是乃岐黄之灵。”

黄元御之说，仍宗马莳之意，《灵枢》一为腧穴、经络、藏象、刺法之本原，一为“神灵”之义。

清·方本恭（《内经述》）说：“予故于《灵枢》则取经俞，而列其文；于《素问》则取运气，而实其旨，合运气于经俞，而医之能事毕矣。”

方氏之意，《灵枢》论经俞、针刺为长，其名义多与经俞有关。此亦未脱离“本源”、“枢要”含义之例。

清·章楠（《灵素节注类编》）说：“朱子曰：天以阴阳五行化生万物，气以成形，而理亦赋焉。以其在天名理，赋物名性，同出异名，无非一灵而已。一灵乘气，化以成形质。凡有血气者，皆有知觉也。惟人为万物之灵，禀阴阳五行之全气，故配天地为三才。”

章楠之意，“灵”为“生命”之义。他认为自然界的生物虽然有成千上万种，但有一个共同点，即都是有生命、有形质的。所以他说“同出异名，无非一灵而已。一灵乘气，化以成形质”。凡有血气之生命，都有知觉、感觉，这是一个基本的共性。但人是众多生物之首，其感觉、思维、创造力是其他生命所不能相比的。因此，人的生命就显得更为珍贵，所以他说“惟人为万物之灵，禀阴阳五行之全气，故配天地为三才”。人的生命，是天地自然界不能缺少的一个组成部分，所谓天、地、人之“三才”，就是这个含义。

章楠认为人的生命（即“灵”的本质）与天地阴阳五行之变化是密不可分的。他说：“太极者，阴阳环抱，浑元一气，人之命蒂也。主宰太极者，知觉神明，为天人合一之理，名曰性。故言天命之谓性也。一灵孕乎太极则生，阴阳气竭而太极毁则死。由是言之，所以生者，得气化之和也；所以病者，得气化之乖也；所以死者，由阴阳气绝也。故圣人详究天地、阴阳、五行、生化之理，即以斡施人身阴阳、气血、生化之源，以救其病，以保其生”。

《法言·渊骞》李轨注：“灵，命也”。是“灵”古有“命”义。我们常说的“生灵”，即“生命”之义。如果按照章楠的解释，“灵”作“命”义，那么“灵枢”，就应解释为“生命之要”之义了。《灵枢》讲经脉血气之源，阴阳生化之本，所以叫它“生命之要”或作“生命之本”了。

有认为“《灵枢》”取名之义，与“《九灵》”一书有关系。

《旧唐书·经籍志》：“《黄帝九灵经》十二卷，灵宝注。”

《唐书·艺文志》：“灵宝注《黄帝九灵经》，十二卷。”

宋《通志·艺文略》：“灵宝注《黄帝九灵经》，十二卷。”

正是由于上述书之载录，使人产生误解，将“《九灵》”之“灵”，与“《灵枢》”之“灵”联系起来，并认为是王冰改“《九灵》”而为“《灵枢》”。

《素问·王冰序》林亿等《新校正》说：“按《隋书·经籍志》谓之《九灵》，王冰名为《灵枢》。”今《隋书·经籍志》并无“《九灵》”之名。林亿所说，当指《旧唐书·经籍志》所载。

明·吕复说：“或谓王冰以《九灵》更名为《灵枢》。”

陆心源说：“《灵枢》即《针经》，灵宝注以针有九名，改为

《九灵》，又以十二经络分为十二卷。王冰又因《九灵》之名，而改为《灵枢》。”

余嘉锡说：“考《唐志》虽有灵宝《九灵经》十二卷，然只录注本而别无单行之《九灵经》。盖《九灵》即《针经》，灵宝作注时，分其卷帙，因其书详言九针，因题之为《九灵》。”

王冰并没有见到《九灵》之书，而且也没有一人引录《九灵》书中之只字片言。《旧唐书》的编写，在王冰之后，王冰当然看不到其书名。况且王冰连《九卷》都没有看到。所以王冰是不可能将《九灵》改为《灵枢》的。正如杭世骏所说：“《九灵》是《九灵》，《针经》是《针经》，不可合而为一也。”

“《九灵》”之“灵”，与“《灵枢》”之“灵”，在含义上并无联系。前者指人名，即“灵宝”之名。后者则有“神”、“本”等含义。“《九灵》”之“九”，拟与《九卷》有关。灵宝为《九卷》作注，使之增为十二卷。却被人将《九卷》与灵宝之名混合而称之为“《九灵》”。难怪只见其书名，而不见其书一字。因其书本来就是《九卷》。这里存在两种可能，一为灵宝指认当时所见之《针经》即古之《九卷》，所以复其古名而为其作注。再者就是《九卷》自《太素》之后，仍在民间散在传播，直至灵宝时为其作注。但是王冰确实没有见到《九灵》。

我们认为，《灵枢》书名的含义，与《素问》《太素》等书名的含义，是有一定联系及相承关系的。我们在前面说过，《素问》及《太素》的“素”，为“术”之音转。“黄帝素问”，即“黄帝术问”，也就是医学问答之义。“黄帝太素”，就是“医学大术”、“医学大法”之义。

同样，“灵枢”之“枢”，当为“术”之音转。“灵枢”，即“灵术”。“神灵之术”或“生命之术”的意思。这与“素问”之“素”，是互文同义。也就是说，《灵枢》承袭了《素问》《太素》取名之例，将“素”变成了“枢”，但其本质是相同的。

主要参考文献

1. 黄帝内经素问．影印明·顾从德翻刻本．人民卫生出版社，1956.

2. 黄帝内经素问．人民卫生出版社，1963.

3. 针灸甲乙经．影印明《医统正脉》本．人民卫生出版社，1956.

4. 山东中医学院．针灸甲乙经校释．人民卫生出版社，1979.

5. 南京中医学院．难经校释．人民卫生出版社，1979.

6. 郭霭春，郭洪图．八十一难经集解．天津科学技术出版社，1984.

7. 刘仁远．扁鹊汇考．军事医学科学出版社，2002.

8. 段逸山．素问全元起本研究与辑复．上海科学技术出版社，2001.

9. 灵枢经．影印明赵府居敬堂刊本．人民卫生出版社，1984.

10. 龙伯坚．黄帝内经概论．上海科学技术出版社，1980.

11. 隋·杨上善．黄帝内经太素．人民卫生出版社，1981.

12. 郭霭春．黄帝内经素问校注语译．天津科学技术出版社，1981.

13. 河北医学院．灵枢经校释．人民卫生出版社，1982.

14. 日·森立之．素问考注．学苑出版社，2002.

15. 郭霭春．中国医学年表．黑龙江人民出版社，1984.

16. 贾得道．中国医学史略．山西人民出版社，1979.

17. 湖南中医学院．中国医学发展简史．湖南科学技术出版社，1979.
18. 日·丹波元胤．中国医籍考．人民卫生出版社，1983.
19. 陈邦贤，严菱舟．中国医学人名志．人民卫生出版社，1983.
20. 清·曹禾．医学读书志．中医古籍出版社，1981.
21. 杜石然，等．中国科学技术史稿．科学出版社，1985.
22. 陶御风，等．历代笔记医事别录．天津科学技术出版社，1988.
23. 苟香涛．历代名医传选注．云南人民出版社，1983.
24. 贾维诚．三百种医籍录．黑龙江科学技术出版社，1982.
25. 五十二病方．文物出版社，1979.
26. 威武汉代医简．文物出版社，1975.
27. 虞云国，等．中国文化史年表．上海辞书出版社，1990.
28. 杨金鼎．中国文化史词典．浙江古籍出版社，1987.
29. 钱超尘．伤寒论文献通考．学苑出版社，2001.
30. 李顺保．伤寒论版本大全．学苑出版社，2001.
31. 李今庸．古医书研究．中国中医药出版社，2003.
32. 唐·孙思邈．备急千金要方．影印北宋刊本．人民卫生出版社，1982.
33. 湖北中医学院．金匮要略释文．上海科学技术出版社，1978.
34. 西汉·司马迁．史记．中州古籍出版社，1996.
35. 东汉·班固．汉书．浙江古籍出版社，2000.
36. 唐·李延寿．南史．中华书局，1975.
37. 唐·魏徵等．隋书．中华书局，1973.
38. 王明．抱朴子·内篇校释．中华书局，1980.

39. 文史知识编辑部．经书浅谈．中华书局，1984.

40. 闻一多．天问疏证．上海古籍出版，1985.

41. 王力．汉语史稿．中华书局．1980.

42. 王力．汉语语音史．中国社会科学出版社，1985.

43. 郑子瑜．中国修辞学史稿．上海教育出版社，1985.

44. 清·钱绎．方言笺疏．上海古籍出版社，1984.

45. 清·王先谦．释名疏证补．上海古籍出版社，1984.

46. 郭霭春．黄帝内经词典．天津科学技术出版社，1991.

47. 张登本，等．内经词典．人民卫生出版社，1990.

48. 申洪砚．内经虚词用法简表．河北科学技术出版社，1989.

49. 周海平，申洪砚，等．黄帝内经大词典．中医古籍出版社，2007.

50. 刘世昌，等．中医经典字典．重庆出版社，1990.

51. 王力．同源字典．商务印书馆．1982.

52. 夏剑钦，等．通假字小字典．河南人民出版社，1986.

53. 周盈科．通假字手册．江西教育出版社，1988.

54. 孟世凯．甲古学小词典．上海辞书出版社，1987.

55. 左安民．细说汉字．九州出版社，2005.

56. 张振宇．古今字小字典．湖南人民出版社，1988.

57. 林瑞生．异体字手册．江西人民出版社，1987.

58. 朱起凤．辞通．上海古籍出版社，1982.

59. 清·段玉裁．说文解字注．上海古籍出版社，1981.

60. 清·朱骏声．说文通训定声．中华书局，1984.

61. 清·阮元．经籍纂诂．成都古籍出版社，1982.

62. 宋福邦，等．故训汇纂．商务印书馆，2003.

63. 丁声树．古今字音对照手册．中华书局，1981.

64. 黄焯．古今声类通转表．上海古籍出版社，1981.